FLACA
DE GRATIS

FLACA

DE GRATIS

REFLEXIONES Y PROVOCACIONES
DE UNA MUJER SIN COMPLEJOS

(Entrañas, poesías y una verdad)

Ilustrado con dibujos de
Javier Pintado

Desarrollo Personal • Editorial Arcopress
Editora: Ángeles López
Ilustraciones: Javier Pintado
Maquetación: Fernando de Miguel

Imprime: Gráficas La Paz
ISBN: 978-84-18648-30-4
Depósito Legal: CO 388-2022
Hecho e impreso en España - *Made and printed in Spain*

A Tobías.

Índice

Introducción

Cuando os miro a los ojos puedo sentir que me juzgáis. Cuando me adentro en vuestras miradas puedo ver que me estáis analizando, que no tenéis suficiente con lo que os doy, con esta imagen, sin más. Si ahora mismo os arrancara los ojos dejaríais de ver. Pero seríais más libres. No elegiríais a vuestro compañero por la imagen, sino por el sentir. La comida por el olor; las calles por la intuición. Amaríais vuestro cuerpo por el tacto.

Pondríais color al blanco y negro, escucharíais vuestro caminar, el sonido de los pájaros, incluso los pensamientos. Porque estaríais en alerta constante.

Si os quitara los ojos lloraríais con el corazón por dejar de ver lo que ya ni siquiera observáis. Por haber olvidado lo que tan poco mirabais. Y estaba muerto antes de dejar de verlo. Si os robara los ojos me suplicaríais recuperarlos. Os daría igual el tamaño, el color, la forma. Se apoderaría de vosotros la histeria de seguir viviendo sin un sentido. El de la vista.

Tapaos los ojos. Sí, tapáoslos. No tengáis miedo. No os voy a hacer nada más de lo que estoy haciendo ahora. Permitidme gozar de vuestra ignorante ceguera durante unos segundos. Regaladme una pausa de inteligencia. Manteneos así. Escuchadme. Olvidaros del temblor de vuestras manos, de cómo se aceleran las palpitaciones. Porque ahora todo está en vuestra imaginación... y os acabáis de dar cuenta de que os queda muy poca. Escuchadme. Intentad recordar cómo me habéis visto. Intentad recordarme sin un juicio. Intentad saborear mi voz, mis palabras. Oledme. Sentidme dentro de vosotros como si estuviéramos gozando juntos del mejor orgasmo no visual.

Decidme ahora si no podríais enamorarnos de una voz. De un sentir más allá de la esclavitud de un juicio buscando una perfección que no existe. Y que ni siquiera conocemos. Si nos encontráramos en una habitación oscura y os susurrara al oído: decidme sino os enamoraríais, por un instante, olvidándoos si soy flaca o gorda, guapa o fea, alta, baja, rubia, si me falta un brazo, si soy parapléjica… Decidme si no podrías cambiar el juicio por admiración. La crítica por alabanzas. Por lo valientes que somos; por encontrar la belleza fuera de etiquetas.

Pero tranquilos. No montemos un drama ante un pequeño simulacro. Os devuelvo vuestros ojos. Y ahora que sabéis lo que se siente al perderlos, espero que los disfrutéis. Para mantenerlos.

¡BIENVENIDOS A MI MUNDO!

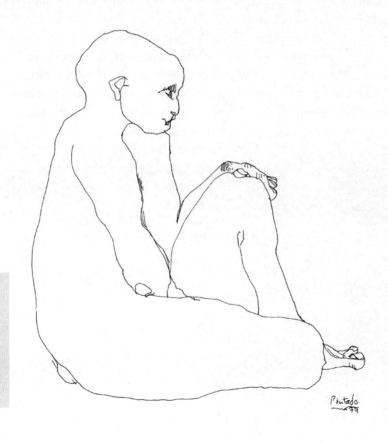

15

1
Cuarenta en pandemia

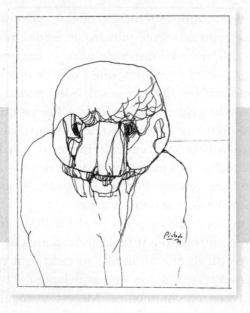

Me llamo Diana Pintado, nací en Valladolid, pero me siento del mundo. Los primeros tres años de mi vida crecí en Tenerife.

He pasado los veranos en Ibiza. A los diecinueve años terminé la carrera de danza y me trasladé a Madrid para seguir soñando. Llevo desde entonces haciendo todo lo que me gusta. He trabajado en decenas de países; en televisión durante más de diez años; en uno de los cabarets más conocidos del mundo durante cinco. Dirijo un espectáculo en Londres. Me he comprado seis casas, de las que he reformado cinco y he vendido tres. Tengo mi propia firma de ropa. Si todo va bien, abriré mi primera tienda en Ibiza el próximo verano.

Soy mona, guapísima para mi madre. Tengo un cuerpo normalito, increíble para mi hermana. Y soy bastante graciosa. Eso lo firmo yo. Y también firmo que tengo mala leche, aunque me gusta más pensar que es la ironía seca de haberme criado en tierras castellanas.

Y a pesar de que todo esto suene tentador, estamos en el 2020. Es decir, que no tengo suficiente número de seguidores en Instagram como para calificarme de mujer de éxito y, para más inri, tengo cuarenta años, soltera y sin hijos; que a ojos de muchos podría etiquetarse como una *loser* de la sociedad; que, en verdad, suena a derrotada, pero si lo *googleas* tiene más cosas buenas que malas.

En fin, cumplir cuarenta en año de pandemia no es tarea fácil, y menos cuando sigues aparentando menos de la edad, aunque la esencia es de mujer madura, pero tu forma de ser y de vestir sigue siendo como hace veinte años. No por nada, es que no la puedo cambiar y, por suerte, me entra la ropa.

A lo que iba, cumplir cuarenta en el año 2020 debería ser motivo de premio entregado por la Real Academia de las Artes.

Que no me digan que no hemos toreado bien este año, y encima nos hemos plantado con un par delante del toro, al que los cuernos le crecen por momentos. Me estoy imaginando que el toro es el virus y va creciendo por su cabeza... Nada más allá de una metáfora con aire taurino.

Entonces, esperando el premio, ¿qué hacemos?

Me estoy levantando a las ocho para tomar un té en el bar de la esquina. A ver si puedo socializar, o alguien me dice buenos días y me alegra el día. Pero claro, llevamos mascarilla, dos metros de distancia, y encima recuerdo que estoy en Londres y ya me ha jodido el día gastarme siete *pounds* en un *chai latte* con leche de coco, porque no me gusta otra cosa.

Aquí no vas a ir a un bar y esperar, vino en mano, a que te entren. Aquí directamente no te hablan.

No puedo viajar a España, por lo que todos sabemos, y aunque pudiera y alguien se acercara, reza para que no te pare la poli y controle que no vive en tu misma casa, porque estaría saltándose la regla número X, y multa al cante. Al menos, es una de las reglas, fases o como se diga, en Londres. En España, me he perdido.

Pero vamos, es de primero de primaria saber que un español 100% te va a entrar a las dos de la madrugada con tres cubatas de más. Y si de doce a seis no se sale... Bueno...

Pensar que hemos llegado al mundo con un sin fin de posibilidades frente a nuestros ojos. Pero ¿qué pasa?, que ahora miramos más el móvil que el paso de cebra. Nos la jugamos a que nos pille un coche por no perder un *like*.

Y encima lo último para follar es perder unas cuantas horas moviendo el dedito a la derecha y a la izquierda. Y no estoy hablando de la masturbación. Ojalá. Estoy hablando de cualquier *app* para poder elegir tu trofeo de esta noche, si a él también le gustas, y tener que quedar en cualquier bar, de nuevo infringiendo las reglas, contándole tu vida desde que naciste, observando cómo come, y analizar desde ahí cómo podría ser en la cama. Para decidir si llegas al postre o, de camino al baño, te vuelves a tu casa.

Que conste que me he abierto la *app* en dos ocasiones, no más de diez minutos. Y esta última vez, al poner cuarenta años, como que... Me entraban escalofríos.

¿Qué hacemos? ¿Nos suicidamos?

Porque no soy la única en esta situación. Y tengo que aclarar que, al menos, tengo un respaldo económico y, por suerte sigo, hoy, trabajando en Londres.

Pero ¿y todas esas maravillosas mujeres que están ahí fuera? Muchas de ellas amigas mías, que han luchado toda su vida, las que son de mi círculo, todas del campo artístico. Y ahora sin curro, sin ayudas, sin paro, sin ahorros, con cuarenta y sin novio.

Queridos amigos, si no nos dan el premio, que no sea por falta de merecerlo. Que sea porque quizá, en esta sociedad, a las mujeres de cuarenta nos tachan, cuando... Uy, ¡pero si seguimos vivas!

2
Infiel y una noche

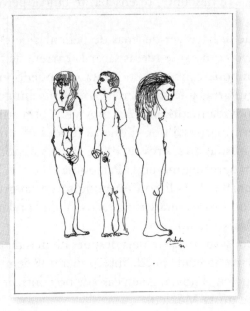

He tenido cinco relaciones largas en los últimos veinticinco años. Algunas más largas que otras. Pero como ya sabemos, la visión de qué es largo puede dar mucho que hablar. Así que dejémoslo en que la más larga fueron cinco años y medio y la más cortita un año y dos meses. Y de ahí, ya te haces una idea.

Acabo de caer que estos cinco podrían ser los personajes de una peli. Algo así como *Resacón en las Vegas*.

Uno, el chulito del instituto, *DJ* los fines de semana. Otro, el buenorro tímido, amigo de tu hermano y cinco años mayor.

También tenemos al friki cultureta que fuma porros sin parar. Al roquero. Y al argentino.

No estoy hablando de la peli. Estoy hablando de mis cinco ex. Unos más largos que otros.

Uno fue el primer amor, el primero que te rompe el corazón, y... Algo más. Luego está con el que te quedas volada durante días, meses, años... Te descubre, te enseña, te cuida, pero no te puede seguir.

Está el que te hace ver decenas de películas de culto y leer libros de ensayo como si te fueras sacar la carrera de filología. Está el que te compone canciones, te canta «no puedo vivir sin tí», te regala una guitarra, y le sigues tú y todos tus amigos a todos los bares de la movida madrileña. Así, por vivir otra atmósfera.

Y para terminar, está por el que te fundes en un dos en uno. Respiráis el mismo aire, eres tú 100%, te ves casada, con hijos y montando un agroturismo en la Patagonia.

Y, para rematar la peli con un poquito de sangre, el primero que te deja con casi treinta y siete tacos. Y en la relación más larga. Cinco años y medio.

En México, si tu pareja te deja después de más de cinco años de relación, la parte afectada puede interponer una denuncia por pérdida de tiempo en el noviazgo en caso de no contraer matrimonio.

¡Cómo me gusta México!

Hay parejas que se pasan la vida acomodadas. Otras que ya no se quieren, pero siguen diciéndoselo. Otras con vidas paralelas. Otras que aguantan por los hijos, por la suegra, por pena, por los vecinos y el qué dirán, por dinero o por no quedarse solos.

Y obviamente, están las parejas de puta madre. Colegas, amantes, compañeros, socios, y ahí siguen, floreciendo.

A ver, hay de todo. De lo bueno y de lo malo. Pero ¿y de lo sincero?

¡Que levante la mano el que no haya sido infiel al menos una vez en la vida! Uy, me he quedado sola.

Y no es que me tenga que sentir orgullosa por fiel, pero sí lo voy a ser por sincera. No con la pareja, sino conmigo.

Las tentaciones están a la vuelta de la esquina. Y la perfección no existe. Lo que crees que es amor porque no paráis de follar por los rincones, y por lo que estás dejando a tu pareja, tan sólo es el deseo de lo nuevo. La excitación de la mentira, y la intriga por lo desconocido.

Tranquilo, que en cuanto dejes a tu novia y te vayas a vivir con tu amante (que ya será novia), el pijama de rayas y las pelis de domingo (que son lo más) te volverán a recordar que eso ya lo tenías con tu ex. Sí, esa que dejaste. Así que apechuga, amigo, o vuelve a la ruleta de buscarte otra, que en unos meses te volverá a pasar lo mismo.

La idealización es una jugada de la cabeza, cuando lo que tienes delante roza más la perfección que el mejor orgasmo que te hayan provocado.

Las infidelidades están a la orden del día. Y en España, los números demuestran que ser infiel es el deporte nacional. Para que te hagas una idea, casi un millón y medio de españoles está apuntado a una web de contactos, por lo que los valores de las parejas actuales se han distorsionado un poquito.

Tenemos hasta un mapa del infiel. Depende dónde vivas habrá más posibilidades. Y es que, cuanto más oferta, más demanda.

En primer lugar, tenemos Madrid. Después Barcelona y le sigue Valencia, Sevilla y Palma de Mallorca. Como un partido de fútbol. Pero en vez de correr para meter gol, aquí, amigo, hay que meter el gol primero, y lo de correr, ya lo hablamos otro día.

Está claro que la geografía, y más en los tiempos que corren, no es muy fiable. Y si tenías un amante en otra región, olvídate de inventarte una reunión.

Lamentablemente, te recuerdo que trabajas desde casa, la reunión será por Zoom y estás en estado de alarma hasta mayo.

Así que si lo que ves al lado no te llega a satisfacer, hazte quizá una preguntita antes de encerrarte en el baño para jugar con lo que te encuentres entre las piernas: ¿Estás seguro de que lo que tienes es lo que quieres?

Quizás la valentía de ser sincero contigo mismo te va a dar muchas alegrías en el futuro, y encima, ¿sabes qué? Nos dejamos de gilipolleces.

3
El muro

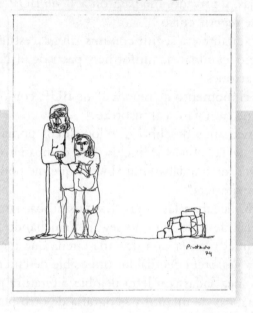

C uando recibía las notas en el colegio tenía una media de cuatro a siete suspensos. Y aunque terminaba aprobando a fin de curso, volvía a tener los mismos a lo largo de los siguientes. Estoy hablando de una edad entre los doce y los dieciocho años. Donde los «necesita mejorar» estaban acompañados con «sobresaliente» en cuatro asignaturas diferentes: música, dibujo, gimnasia y religión.

Durante todos esos años ningún profesor o director se acercó a mí o llamó a mi familia para hacernos ver que el campo artístico era algo en lo que obviamente destacaba y con lo que disfrutaba.

En 8º de EGB me aprendí las matemáticas de memoria. Era la única manera de aprobar. Y el inglés fue la única asignatura por la que me hicieron repetir curso.

Recuerdo cómo lloraba en las escaleras del colegio. Ya que, si repetía, mi madre me desapuntaba de baile.

Le rogué a la profesora como nunca había hecho. Al ser colegio de monjas, y privado, me pasaron a 1º de BUP. Eso sí, con la condición de repetir curso.

Lo más excitante era seguir con mis amigas, estudiar en la otra ala del colegio, cambiar de uniforme y pasar de utilizar calcetines blancos a marrones.

Al llegar el momento de repetir 1º de BUP, como lo acordado, mis padres me cambiaron al instituto.

Con quince años descubrí que los chicos podían estar en la misma aula de las chicas, e incluso ser compañeros de pupitre. Que los Levi's me quedaban muy bien y que me podía pirar todas las clases que quisiera.

De nuevo, llegaban las notas. Las falsificaba, las retrasaba, las perdía... Hacía de todo para no seguir manchando la esquela de mala estudiante. Con la cara de niña buena que tenía, mis notas parecían una jugarreta del diablo. Imposible de entender.

Historias mezcladas con letra ilegible, literatura poco alimentada, matemáticas de infantil y geografía de otro planeta. Así era yo.

Eso sí, dibujo un 10, gimnasia un 10, y como actividades extraescolares: teatro y fotografía.

¿Y aún estoy esperando que alguien me diga qué es lo que me pasa?

Volví a repetir y me echaron del instituto. Ya con dieciocho no podía seguir. Me mandaron a una escuela «especial» para los raros como nosotros que estábamos perdidos sin ver un futuro al que agarrarnos.

La escuela se encontraba curiosamente en la calle Muro, como si todo el que acababa allí tan sólo pudiera ver una pared imposible de derribar. Todo un rebaño de jovenzuelos a los que nunca se les preguntó sobre sus inquietudes.

Un año de compartir con los más gamberros de la ciudad. Y allí estaba yo. Con mis Levi's y mi cara de buena, intentando entrever qué coño había al otro lado.

Por aquel entonces, en mi escuela de baile, que ese es otro temita, había escuchado que la gente iba a bailar a Japón.

Final de curso en la maravillosa calle Muro. Parece que física y química no se me da bien y es la última nota para rematar la jugada.

La profesora me llama. Me levanto, me acerco y la miro desde arriba. Ella sentada, con su pelo corto, moreno, y sus gafas bien pegadas.

«Diana, ¿qué te gustaría hacer al terminar el curso?», me pregunta. «Quiero bailar y viajar a Japón», respondo.

Suspenso.

Al año siguiente estaba bailando. En Japón.

Según un estudio realizado en Suecia, el baile ayuda a calmar a niños hiperactivos y los vuelve más atentos en clase y menos agresivos con sus compañeros.

Si el arte es terapia, ¿por qué nos lo quitan?

Estar en un aula sentada durante seis horas escuchando a un monologuista más muerto que vivo soltando un *speech* aprendido hace más de veinte años, no ayudará nunca a la escucha del alumno, al interés, y mucho menos a la retención.

Casi un 10% de la población española son adolescentes entre quince y veinticuatro años. Jóvenes que son el futuro.

Jóvenes perdidos durante no se sabe ya cuántos meses sin clases presenciales por una pandemia, donde las evaluaciones de algunos alumnos llegan en forma de WhatsApp a los padres. Donde les llama más la atención el TikTok, el *trap*, ponerse labios o ser *influencers*. Jóvenes a los que no se les ha apartado uno a uno para preguntarles qué es lo que quieren hacer; ni siquiera analizando, a raíz de sus calificaciones, cuál sería su alcanzable futuro profesional.

Si cuando estás en casa decides ver una buena película, todo el que está detrás de eso que estás viendo en la pantalla se llama arte, con artistas.

Si decides pasar el día en el museo, todo aquello que ves es arte, creado por artistas.

Si quieres pasar la tarde del sábado en el teatro, eso que ves es arte, y a sus artistas.

Quizá en esta pandemia, querido profesor —donde lo que más te interesaba era el cine, los conciertos, cursos de escritura, pintura, el yoga y la meditación *online*; quizá, en alguna de esas actividades que te hacía tan feliz y más llevadero el confinamiento—, una de esas personas que estabas viendo al otro lado de la pantalla, quizá fue un alumno no escuchado, alguien que observaba qué había al otro lado del muro.

La educación es difícil, pero más difícil es no preguntar a tiempo qué quieres ser de mayor, y ayudarles a conseguirlo.

4
Gatillo y rodillas

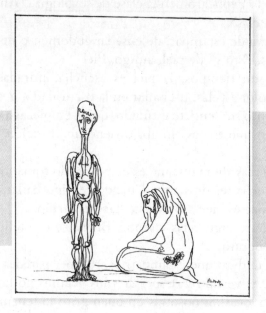

Es la primera vez que me pasa.

Pues dudo mucho, amigo, que después de la larga carrera sexual que tienes a tus espaldas —larga, la carrera, acentúo—, justamente esta vez, sea la primera.

Vaya, qué casualidad, ¿no?

Lo que más me inquieta, aquí, desnuda, entre sábanas blancas y viendo que la única que ha sudado soy yo, intentando complacerte, es que después de tanto que parece que has vivido, o así lo dicen tus tatuajes, es la primera vez que te pasa.

Esta frase, tan sencilla como machista, para disculparte de que no sueles tener estos gatillazos pero que nos deja como si fuéramos nosotras las que no sabemos satisfacer. O las que no somos lo suficiente para vosotros.

¿Quizá buscabas una Claudia Schiffer en todo su esplendor?, ¿o imaginabas a una Pamela Anderson corriendo a montarte? Pero, por si no te lo explicaron en la clase de sexología... Ah no, que no nos dan esa clase.

Esto no va de estampar, de enseñar abdomen o de rompernos las muñecas. Esto va de piel, amigo. Piel.

La piel son tiempos, la piel es escucha, miradas, un sabor a vino, un olor a velas, un bailar en la oscuridad... Y si de ahí sabes salir airoso sin sentirte estúpido, quizá empiezas a darte cuenta de que lo que tienes ahí abajo tiene una función un poquito más allá.

Y no te creas ahora que me estoy poniendo romántica. Cuando te digo escucha, es de sentir. Cuando te digo bailar, es de roce, porque el roce es bien sabido que hace el cariño.

Y cuando te digo velas y vino... Bueno, eso sí te lo tienes que currar un poquito.

Que no te digo que estamparnos, romper paredes y somieres, arrancarnos el vestido y despertar a los vecinos no nos guste. ¡Si eso nos deja locas! Si nosotras un buen grito lo tenemos bien ensayado. No ves que os dejamos ver el placer a ritmo de «la Callas» y vosotros os lo quedáis todo *pa'dentro*. Pero asegúrate de que después de todo este circo que me has montado *parriba pabajo*, al menos tienes algo con lo que pinchar. Porque si no, el moruno se va a quedar bien frío.

Dejarte claro que, si lo único que te ponía era mi cuerpo, mal vamos. Mira, ven: Hay que follarse las mentes.

Porque una cosa es la atracción y otra la seducción.

Y tú me puedes atraer mucho, y ya sabemos que hemos venido aquí a lo que hemos venido. Si casamiento no te voy a pedir.

Pero bastante tengo yo con apañarme con lo que acabo de descubrir como para que no tengas el mínimo *training* mental para hacerla funcionar.

¿A que tú cuando me has visto con la camiseta ya te has dado cuenta si tenía o no pechos, ¿eh? Si es que os lo dejamos todo bien clarito. Pero yo, por mucho que me haya fijado, no puedo anticipar lo que me voy a encontrar.

Así que si yo, haciendo el esfuerzo de hacerme la *superwoman*, que eso os pone mucho; de hincarme las rodillas en el suelo de mármol y tener que aguantar que me agarres de los pelos para saludar a tu fiel amiga que ni me has presentado, y que ha venido sin pasar por agua... no me vengas diciendo que es la primera vez que te pasa. No, no, no, no.

Ahora, ayúdame a levantarme, dame una cremita para las rodillas, devuélveme los pelos que me has arrancado, ponme una puta copa de vino, enciende cuatro velas, pon la calefacción, que estoy congelada, y haz memoria para contarme, aunque sea la batalla de Trafalgar.

Y cuando te relajes y te olvides de que esto no iba de sumar una medalla más a tus triunfos, quizá lo que vamos a tener después, sea algo que ahora sí que sí, va a ser la primera vez que te pase.

5
Castillos olvidados

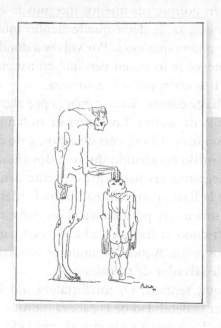

No siempre lo ves. Y cuando no hay marca es difícil explicarlo. Desde la nada. Como una hoja en blanco. Depende de si tus ojos se inundan o no, pero a veces no hay más agua, porque se deja de sentir. Te paralizan. No hay siquiera un latir del corazón.

No siempre lo ves porque está todo pensado. Si hay cicatriz externa tienes algo que enseñar. Si es interna, ¿quién te escucha?

No siempre lo ves, porque dicen que el amor es ciego. Y no es sólo una frase. El amor si te ciega te vuelve muñeca de trapo. Maleable, dispuesta a todo, porque no hay poder de decisión.

No siempre lo ves, y dejas que no te vean, porque te da vergüenza avergonzarte de no ser quién recuerdas que eras. Porque no puedes explicar el imán que tienes hacia algo que daña. Si te duele, ¿por qué sigues ahí? Si no ves, ¿por qué no palpas la salida? Quizá porque el ápice de suspiro que te queda es para respirar. Es para replicar aquella pregunta de tu amigo hacia cómo estás y suspiras un bien porque tus miedos internos te están quemando. Porque no eres capaz de decir que te sientes inútil por no poder salir de donde quiera que estés. Por volver a donde crees que perteneces, porque así te lo hacen ver, que en ningún otro lado podrías sobrevivir si no es tan sólo a su vera.

Porque luchaste contra viento y marea por alguien que te construyó un castillo de sueños. En contra de tu familia y amigos. Te encandilaba con sus palabras, con sus actos, y no pudiste resistirte. Y viajaste al castillo construido durante dos años, a base de mentiras que no llegaste a ver hasta que estuviste dentro. Y escuchaste el ruido de la llave, cerrando tu libertad. Matando tu sonrisa, inventándote una nueva persona hacia los que estaban fuera de tu castillo. Y sufriendo el frío aterrador de esas paredes que tenían de todo, menos amor. Aquel que tanto te vendían como el único e incomparable salvador de tus días.

Y desde aquí, sentada, en mi fortaleza, no lo entiendo. Me cuesta entender la debilidad de la cabeza, porque yo estoy aquí en mi propio castillo, pero tú estás ahí, al otro lado.

Ciega, ahogada y casi muerta.

Y yo me pregunto, cogiendo el aire que a ti te falta, ¿cómo poder demostrar lo que no deja marca externa?; ¿cómo te pueden creer si no enseñas una cicatriz en tu piel?

A pesar de tus diez kilos menos, tu andar descontrolado, tu mirada perdida, tu piel seca y ojerosa y ese temblor en las manos.

«La mujer avista dichas luces, y él le insiste en que no son más que delirios».

El maltrato psicológico «luz de gas» consiste en hacer creer a la víctima que la realidad que vive es falsa, y que esa distorsión puede ser debida a fallos en la memoria o alteraciones mentales. Un problema muy sutil, difícil de detectar, tanto por parte de quien la sufre como por su entorno cercano. Es un proceso continuo con graves consecuencias para la persona maltratada.

Cuando alguien aparece lleno de moratones y sangre sabemos que hay un maltrato físico. Cuando alguien aparece lleno de miedo, simplemente, no lo vemos.

El maltratador físico es un gran cobarde. No estudia sus actos, actúa desde el impulso. El maltratador psicológico tiene el arte minucioso de modificar la realidad hasta inducir un estado de locura en la víctima. Esta forma de violencia sutil, pero muy efectiva, acaba provocando que la persona que lo sufre crea que está perdiendo la salud mental.

La desgracia a la hora de denunciar este tipo de maltrato a un guardia civil, es que por mucho que se lo intentes explicar, no ven pruebas. Y en el juzgado, archivan tu caso. No hay prioridad para abusos psicológicos donde el análisis final requiere un gran estudio de comportamiento humano, donde ya no sólo un juez debe llegar a la conclusión de cómo cerrar el caso, sino que hay que reforzarse con ayuda de psiquiatras especializados en violencia de género. Y por lo que veo, esto se considera como demasiado tiempo invertido y pocas ganas de resolución inmediata.

Hace año y medio acompañé a mi hermana al juzgado. En el mismo control de la entrada, el hombre al cargo, si no era maltratador, poco le faltaba. La forma en la que me trató, la paso por alto. Pero cómo trató a mi hermana, víctima y acudiendo a un primer juicio ante una denuncia que le ha costado la vida presentar... Perdone, señor, deberían recordarle donde está.

Segundo punto a resaltar fue ver al acusado acercarse a la planta donde mi hermana y yo estábamos esperando, avisar a su abogado de que no podía estar a cuatro pasos de nosotras; y el abogado, mujer, contestarme de forma bastante despectiva.

Dios quiera que no te pase nunca, pero entiendo, que estás haciendo tu trabajo. Lástima que tú también le creíste.

Desde entonces este hombre, con una orden de alejamiento, disfruta de asiduos paseos cerca de la casa de la víctima, donde ella, y su hijo, menor, son provocados. Y ante cualquier mirada o paso mal dado, el acusado denuncia a la que ya es víctima. Y los roles se cambian. Y la orden de alejamiento ya no se sabe a quién pertenece. Y el menor, sufriendo grandes traumas, tampoco es escuchado.

Pero ¿qué pasa? Que aquí, hasta que no te rompen las piernas, te tiran por las escaleras o apareces muerta, el caso, lamentablemente, no se da por cerrado.

«Más de cuarenta mujeres han muerto este año por violencia de género, treinta y cinco de ellas no habían presentado denuncia».

Mi hermana ya ha denunciado. En el primer juicio el acusado cambió la cerradura de la casa diciendo que había sido ella. Le creyeron. Dudó incluso el propio abogado de la víctima. Yo misma recibí una llamada preguntándome si mi hermana podía haberlo hecho. Claro, ella es muy de cambiar cerraduras. Pero no se preocupe, lo que sí cambiaremos es de abogado.

A los pocos días, mi hermana, víctima, con un menor, tuvo que acudir a su casa con cuatro policías, observando cómo recogían hasta sus últimos calcetines y dejándoles sin techo. El acusado, en el sofá, ganó el castillo para su próxima víctima. Bravo por las leyes.

Lleva un año y medio esperando una resolución y acudiendo hasta tres veces por denuncias falsas del acusado. Y yo no voy a esperar a visitar su lápida.

Animo a todas aquellas mujeres valientes, poderosas, bellas e irremplazables, a que salgan de sus castillos. Con moratones o sin ellos. Porque yo, voy a empezar a abrir los ojos, y si la justicia no mueve tu caso, espero poder cruzarme contigo para, al menos, darte un poco de ese aliento que te falta.

Y no esperar a verte cubierta de tierra, con un caso más de castillos olvidados.

6
Contigo

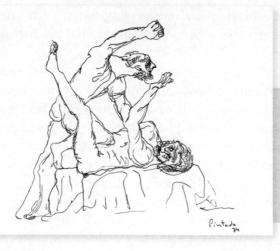

Contigo
Sin ti
Siempre
Palpo un suspiro de algo
Algo puro
Algo fuerte
Algo intenso

Una pasión de aroma
Que penetra en mis sentidos
Que altera mis latidos
Que controla mi destino
Futuro de aventura
Que sólo de pensarlo
Huyes ciegamente con el sudor de tus venas
Y la alegría de la espera

7
Locos y loqueros

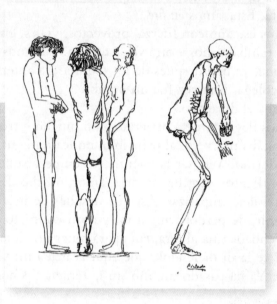

Hace cuatro años tuve algo especial. Desde entonces, aunque hemos tenido momentos más o menos intensos, es bastante fiel. De quedarse. De estar. De hacer llamadas de atención. De jugártela a veces. De no avisar cuando viene. De no decirte cuándo se va. Pero ahí está. Y creo que cuando ya ha entrado en tu vida, se queda. No sé si para siempre. Es una incertidumbre.

La convivencia, bien. El yoga y algo de meditación nos gusta. Bailar nos sienta muy bien. Y cuando todo es un poco más intenso, una cervecita y un cigarrito mentolado. Y nos calmamos.

Es algo que cuando lo sientes, lo sientes. Se te queda aquí en el pecho. Agarrado, fuerte, como una bola. Y a veces tienes que coger aire y respirar. Es todo muy intenso.

No intentéis investigar porque no sale en mis fotos. Es una relación que va más allá de las redes.

El primer año fuimos a terapia un par de meses. Nos dijeron que nos iba de maravilla. Tanto que nos fuimos de tequilas con la terapeuta. Estábamos *on fire*.

Cogimos ese año con fuerza, proyectos, viajes, emociones, y de pronto tambaleamos y otra vez a terapia. Tuvimos que buscar otra persona, ya que después de los tequilas, la anterior se convirtió en colega. Esta vez fue un hombre.

Trabajaba el desapego.

Solíamos llegar tarde, corriendo, con mucho estrés.

Nos sentábamos y yo, al principio, nunca tenía nada que decir. Pero dejando reposar la energía, ya empezábamos a hablar. Conflictos, llantos, familia, amores, amor, mucho desamor.

Comprender, empatizar. Así que después de más de un año de ir y venir, de perdonarme a mí y a mi conflicto interior, le llevé una chocolatina al terapeuta para tener un elemento de finalizar. Y se la di diciéndole que aquí acababa mi viaje. Por el momento. Ya ha pasado un año sin la terapia y sin aquello tan especial.

Con eso también acabé.

A veces intenta contactar conmigo, pero no siempre contesto. Me estoy haciendo la fuerte.

Se llamaba ANSIEDAD.

De apellido, hija de la gran puta. Pero yo prefiero llamar a las cosas por su nombre para no tener rencor. Ya me lo dijo el terapeuta.

Ah, y en mi caso, me lo produjo un corazón roto en un país frío y oscuro, sin la familia y amigos cerca, y en una posición de directiva, por lo que demostrar tus debilidades y el nivel de estrés, no ayudó.

Como buena Géminis, soy muy buena alternando emociones. Como buena actriz, soy muy buena creando un personaje.

Como buena persona, soy muy buena llorando, en casa. Sola.
Ya me lo dice mi madre.

La ansiedad es una emoción que surge cuando una persona se
siente en peligro, sea real o imaginaria la amenaza. Es una respuesta normal o adaptativa, que prepara al cuerpo para reaccionar
ante una situación de emergencia. Es una inclinación de temor o
miedo sobre lo que está por venir.

Se clasifica en diferentes grupos:

Físicos, psicológicos, de conducta, intelectuales o cognitivos y
sociales.

Los síntomas que se manifiestan pueden ser muy variados.

Imagina que entre todos esos grupos se puede sentir:

— Taquicardia, palpitaciones, opresión en el pecho,
   falta de aire, temblores.
— Inquietud, agobio, sensación de amenaza o
   peligro, ganas de huir o atacar.
— Estado de alerta o hipervigilancia, bloqueos,
   torpeza o dificultad para actuar.
— Irritabilidad, ensimismamiento, dificultades para
   iniciar o seguir una conversación.

Yo sigo pensado que, hoy en día, hay mucha soledad con todo
esto. La falta de comunicación, de escucha, los retos, las comparaciones, los ritmos acelerados, las críticas, las redes sociales...

Según la Encuesta Europea de Salud, el 57% de la población
española cree que ha tenido problemas de ansiedad al menos una
vez en su vida. Mientras que, el 34%, afirma haber padecido
depresión.

Imagina que yo, con 37 años, descubrí lo que era. En mi cuerpo. En mi cabeza. Por desgracia, hasta que no sufrimos un poquito a esta «hij...», a esta ansiedad, no somos capaces de comprender, entender, empatizar y, mucho menos, apoyar a tantos que la
sufren en silencio.

No por falta de ganas, sino por ignorancia. Y me incluyo.

Ir a terapia suena de locos. En España 5 de cada 100 personas
reciben tratamiento. Si vamos al fisioterapeuta para aliviar el dolor

de una lesión, ¿por qué no ir a un terapeuta, loquero, psicólogo, psiquiatra, o como quieras llamarlo, para aliviarnos donde más lo necesitamos? En la cabeza.

Aquí, donde las redes nos ayudan tanto a vernos y a escucharnos, pero no a sentirnos: invito a dejar un rato el móvil, y observar a la persona que tienes al lado por si, quizá, lo que necesita, no es verme a mí, sino a ti. Al de carne y hueso. Y hablar.

Y también, quizá, podemos empezar a cambiar la idea de que a terapia no sólo vamos los que estamos un poquito locos. Porque... ¿quién no lo está?

8
Qué bonito verte

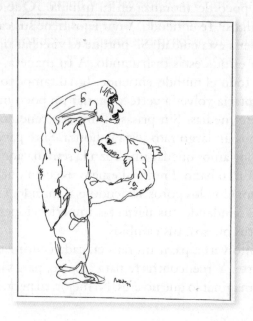

El otro día te vi. No sé si te diste cuenta, pero te miré un buen rato.

Hacía tiempo que no me permitía hacerlo. Básicamente porque no te había visto antes.

Estás bastante bien. Para tu edad, quiero decir. Observé que te había salido una verruguita muy pequeña debajo del ojo izquierdo. Dicen que es por la edad. Y también en la comisura de los labios se te acentúan las arrugas. Dicen que es de fumar. Pero tú no fumas. Hombre, algún cigarrillo se te ha colado pero no has sido fumadora, ¿no?

Te ha cambiado un poco la piel pero sigues igual. Te reconocí al instante. Recordé que eras una tía maja, que me caes bien.

Extrañé pasar más tiempo contigo. Pero a veces, ya sabes, vamos como locos. El trabajo, las preocupaciones, esta vida ajetreada. No me ha dado tiempo a pararme y echarte de menos hasta ahora que te he visto. Y sí, te veo feliz. Y eso me alegra. Vas cumpliendo tus metas, si las tienes. Pero vas cumpliendo más que años, sueños, y eso mola. Me alegro.

Sentí un poco de añoranza en tu mirada. ¿Qué es? ¿La familia?, ¿los amigos? Te entiendo. Vivir lejos tiene sus carencias. Pero ¡cuánto te llena esta ciudad! Sí, porque te vi echar una de tus carcajadas. Eso es que estás disfrutando. A tu manera, como tú eliges, que no todo el mundo entiende. Igual tampoco te importa.

Me encantaría volver a verte y charlar un poco más. Quizá sin móviles entre medias. Sin prisas. Tampoco tenemos que hablar, pero sentirnos un largo rato sería la hostia. Si te parece.

Quizá podríamos quedar una vez a la semana aquí, donde te vi el otro día. En tu baño. Frente al espejo. Recién duchada de máscaras y humo. Con los poros abriéndose al mundo. Con los ojillos de sorpresa, saludando tus perfectas imperfecciones. Tu cuerpo, tus curvas, tus huesos, tus cambios.

Qué bonito verte, pasar un rato en cada centímetro de tu piel. Y reconocerte. Y reencontrarte para amarte, para sanarte.

Para no imaginar lo que no eres. Ni mejor, ni peor. Simplemente tú.

Qué bonito fue ver que te sonreías. Con esa complicidad que sólo tienes tú, contigo misma. Porque a ti no te engañas.

Sabes tanto de ti, de tus secretos, tus impulsos, tu mala leche, tus propias mentiras, tu imaginación constante.

Fue bonito verte. Observar ese cuerpo de 20+20, con esa armoniosa forma de las curvas, de la mujer hecha, de la mujer vivida.

Fue bonito ver que te aceptabas y te querías.

Esa conversación pendiente, cogida con tantas ganas.

Qué bonito verte. Estás como antes. ¿Te veo aquí, en tu espejo, la próxima semana? O si te parece mucho, ¿te veo mañana?

Qué bonito verte.

El otro día te vi. No sé si te diste cuenta, pero te miré un buen rato.

9
Romeo y sangrienta

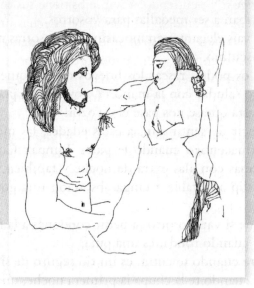

L a mujer cuando envejece se hace mayor, vieja.

El hombre cuando envejece se vuelve interesante, atractivo.

La mujer convive, y no hay espacio para discusión, durante una media de cuarenta años con una, podríamos decir amiga, que no fiel (porque a veces te la juega). El caso es que esta amiga comparte desde la menarquia hasta la menopausia, lo que viene siendo casi toda tu vida.

El hombre vive con...

A la mujer se la juzga por los cambios de humor, ya que las hormonas juegan un papel importante, nada más y nada menos que cada veintiocho días.

El hombre puede tener cambios de humor cada vez que le plazca, pero a ver, esto no es un ataque feminista.

Mirad lo injusto de no poder fingir un orgasmo, de engordar y que no salgáis en un anuncio de Dove como hombres con diferentes cuerpos.

No todo iban a ser medallas para vosotros.

Vosotros vais elegantes en mocasín. Y a nosotras nos llamarían de estilo masculino.

Vosotros os podéis rascar los huevos en cualquier situación e incluso luego saludar con la mano. Y nosotras ya podemos bailar la sardana hasta que se nos pase el escozor.

Y qué decir de sentir aún, a estas edades, las mejillas sonrojadas del farmacéutico cuando le pides Tampax Compak Super Plus, compresas con alas extra de noche y también, si no le importa, Salvaslip adaptable a tanga absorción una gotita. Para los días tontos.

Ahora, que si vais vosotros a pedir condones a la farmacia...

La mujer cuando ronda, es una puta.

El hombre cuando te entra, es un tío seguro de sí mismo.

La mujer cuando te la chupa la primera noche, una facilona. El hombre, un profesional.

Y eso de levantarte al baño en mitad de la noche después del acto... Es curioso ver cómo él va en bolas. Con dos cojones. Si total, os acabáis de ver. Pero la mujer se pone la camisa, no la suya, la de él, así a medio poner, y dejando la melena a un lado. Esto... ¿No sé muy bien dónde encajarlo?

Ahora sí, si el hombre se va de tu casa a la mañana siguiente, es un hijo de puta. Si te vas tú, le pones mazo.

Los hombres se tienen que arrodillar para que pases el resto de tu vida con ellos. Y si tú te arrodillas, amiga, ya sabemos que no va a ser para toda la vida.

Si estamos en un restaurante, la carta y la cata de vinos va para el hombre. No debemos tener buen olfato.

Llevar falda. Para la mujer. El hombre si es escocés. Ahora, ¿vamos a ver quién lleva los pantalones en casa?

¿Que se pide un vaso de agua y una cerveza? El agua para nosotras. Por la piel.

Que la mujer se haga una limpieza de cutis es algo natural. Que se la haga el hombre...

¿Poner gasoil en el coche? Debe de haber algo en ese agarre de manguera para introducirlo en el surtidor...

Yo siempre siento como miradas de equipo.

Si la mujer va de azul, bien. ¿Si el hombre va de rosa?

¿Jugar al futbol? Deporte de hombres. ¿Correr detrás de una pelota? ¡Estoy yo para penalti!

¿Abrir la puerta e ir detrás? El hombre.

Está claro que cartas hay para todos, y aunque a mí me ponga más el hombre, prefiero estar en el bando de las mujeres.

Más que nada porque considero que sufrimos más, luchamos más, y nos valoran muchísimo menos.

Y ahora te voy a decir por qué:

El Estatuto de los Trabajadores prohíbe discriminar salarialmente a dos personas de distinto sexo que desempeñan la misma función. Sin embargo, la realidad demuestra que los hombres cobran más, de media, que las mujeres. La menor presencia de estas en puestos directivos, el freno de la maternidad en las carreras profesionales, el desigual reparto de la conciliación o la menor antigüedad son algunas de las razones.

Y esto no me lo invento yo. Esto me lo ha dicho *elpaís.com*:

Acciona: 5%

Acerinox: 3,75%

Aena: 30%

Amadeus: 10,1%

Banco Santander: 31%

Banco Sabadell: 11,87%

Bankia: 4,16%

BBVA: 1,3%

Caixa bank: 19%

¿Sigo?

Por si no sabéis de qué hablo, con estos porcentajes hay una diferencia de salario anual entre veintemil y cincuentamil euros a favor del hombre.

Y repito, esto no es un ataque feminista. No, no. Yo, el hombre, sagrado.

Pero ahora no nos vayáis a decir que nos hemos gastado mucho de compras, si ha sido con tu tarjeta, majete.

Tan sólo por cobrarnos la diferencia.

10
Será porque no quieres

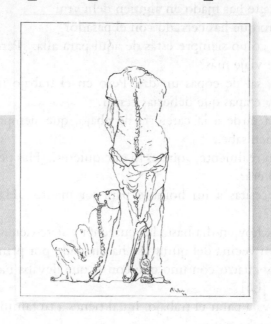

Qué raro, pero si eres monísima. Yo creo que eres muy exigente. ¿Estás segura de lo que dices? Eso es porque les impones mucho. Pero ¿cuánto sales?

Es que te ven una chica muy segura.

¿De verdad estás moviéndote por diferentes zonas? Lo bueno se hace esperar.

¿Has probado Tinder?

Es muy raro, porque Lucía, la de la clase de cerámica, tiene novio y no es ni la mitad de guapa que tú.

¿No será que no has focalizado suficiente? Chica, pues queda y folla.

Deberías esperar a la luna llena para pedirlo con fuerza. Pues no me creo que el chico del otro día no te haya dicho nada. Mira que si lo escribes lo haces llegar.

A saber cómo les hablas. Quizá deberías viajar más.

Es que ahora con las máscaras es un rollo.

¿No estás un poco desesperada?

No sé, ¿te has fijado en alguien del gym?

¿Seguro que has cerrado con el pasado?

Quizá como siempre estás de aquí para allá. ¿Pero no me has dicho que viaje más?

No sé, sal de copas un día. Pero en el trabajo nadie te dice nada. Hay etapas que deberías cerrar.

Ve una tarde a la cafetería de abajo, que siempre hay gente maja. Quién sabe...

Pero tú realmente, ¿qué es lo que quieres? ¿Has pensado en ser madre soltera?

No necesitas a un hombre para ser madre. ¿Has congelado óvulos ya?

Bueno, hoy en día hasta los cuarenta y siete tienes tiempo.

Pues mi vecina del quinto se ha quedado por primera vez con cuarenta y cuatro con uno que con el que llevaba nada y menos. Y están... ¡Uf!

No te va a parar el trabajo. Igual tienes a tu familia.

Eres mucha mujer.

Pero tú, ¿dónde quieres acabar? ¿Lo has pensado bien?

Mira que luego te puedes arrepentir. Si quien te quiera te va a querer igual.

Como vuelva a escuchar una de estas frasecitas en lo que queda de año, mi respuesta no va a ser tan complaciente como esta sonrisa.

11
Lo odio

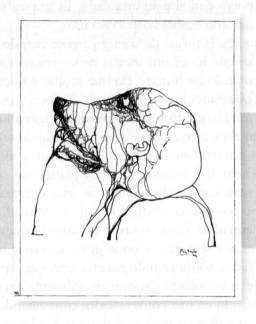

Y de pronto me enamoré.
Ya lo hice de Isabel hace como dieciocho años, y de Laia hará seis. He descubierto en forma de flechazo a Guillermo.

Pero hoy me volví a enamorar. Porque por si no lo sabíais, uno se puede enamorar muchas veces. Y a veces, incluso en el mismo día.

Hoy me enamoré de una forma de ver. De filmar, de contar. Me enamoré de un guion, de una naturalidad, de no a frases forzadas, a planos contra planos sin sentido, que sólo alimentan fallos de *raccord* hasta para la mínima tontería.

Tengo esa extraña y jodida visión de estar metida en una peli y ver hasta el mínimo detalle que te saca de la escena.

Odio cuando las frases están metidas a machete. Frases que nunca dirías, que el propio actor no sabe ni qué pensar antes de decirla.

Me sacan de quicio los pelos arreglados, que se levanten después de un polvo con el pelo ondulado. Es imposible. Yo, si mal no recuerdo, puedo acabar hasta con rastas.

No puedo con la forma de comer y beber cuando no están haciéndolo. ¿Por qué hacer una escena en un restaurante si no vas a comer? Es como lo de fumar. ¿En qué momento decides, en una escena en la que estás cortando millones de veces y te has empeñado en hacer mil planos sin sentido, meter un cigarrillo donde entre plano y plano el cigarro está más largo que cuando se lo encendió?

Odio las bandas sonoras que no encajan con lo que está pasando. El vestuario extremadamente planchado cuando llevaban treinta minutos conduciendo, las cejas delineadas, los primerísimos planos que no sostienen nada de verdad pero que los meten para corroborar que el prota mantiene la emoción. Odio cuando se besan y se nota que no se gustan, pero la historia va de estar enamorados. Odio cuando hacen como que conducen, y no paran de sujetar el volante y moverlo sutilmente hacia los dos lados. Odio cuando en una conversación, conduciendo, el conductor se queda más de cuatro segundos mirando al copiloto. En una carretera, con curvas... En fin, ya sabemos qué viene después.

Odio cuando en un tráiler te venden una historia de amor y sales del cine desenamorado.

Odio cuando quieren hacer escenas tan oscuras que no llegas a ver nada.

Odio la figuración que hace como que habla, pero no habla.

Odio cuando llueve y están casi secos.

Odio ver cómo han puesto a la protagonista unos zapatos de tacón que le quedan casi grandes. Y las suelas limpias. Impecables.

Odio cuando no hay gestos de cara, de boca, de ojos. Y apenas hay movimientos de manos, como petrificados esperando su turno.

Odio todo lo que me haga recordar que estoy sentada, en el sofá, o en la butaca, y sentirme una crítica de cada escena. Y terminar la peli, si la termino, sin haberme evadido de mi propia vida. Odio las nuevas pelis que están todo el rato con el móvil, como un personaje más de la historia. Sí, que lo sé, que lo entiendo, que es lo que estamos viviendo ahora, pero precisamente por eso, no quiero vivirlo.

Por todo esto y por muchos más odios, me he enamorado. Porque en ocho capítulos de treinta minutos, no he estado sentada, ni conmigo misma. En estos ocho capítulos he comido, he bebido, he sido ella, él, la camarera, el de la mesa de atrás, el que se cruzaba, he sido incluso la propia comida. He creído que me emborrachaba, que vomitaba. Que me iba a besar. No sabía cuándo besarle. He sentido vértigo con mis propios miedos. He jugado con la voz de mi mente. He ido en tacones. Le he mirado el culo. He visto que me lo miraba. Me he chupado los dedos. He follado, he roneado, he comido *croissants*. He bailado y me he untado de harina. He caminado por calles de Italia, jugando a saltar mis tonterías por un ápice de enamoramiento. Intenso. He hablado con mis propios pensamientos. He sentido el miedo que él tenía, el de ella. El mío propio. He sentido las calles, los árboles, los olores, los aromas, los colores. He sentido todo, todo, todo, absolutamente todo. ¿Y por qué?

Porque había un guion lleno de verdad, de verdad de la que vivimos. De la natural, de la que fluye. Y si no fluye, que no fluya. Pero que siga siendo verdad, si es así la ficción que quieres hacer, claro. De un mundo real. Porque había unos actores increíblemente metidos en cada puto segundo de plano. Y los secundarios, y los que se cruzaban, y los que atendían, los que cocinaban, los que miraban. Porque hay una manera de filmar donde el espectador es la propia cámara.

Porque sigue los movimientos, baila con ellos. No hay planos perfectos, encajados, o dando importancia al que habla. Hay una puta coreografía de pasión.

Porque hay una fotografía delicada y estudiada para tener un sentido más al borde del orgasmo. Porque el vestuario está, sin darle mayor protagonismo, pero se lo está dando todo el rato. Porque la música te lleva y vuelas alto. Muy alto. Incluso con un *Senza fine* que te lleva a *Mi vida sin mí* pero sólo puede robarte una sonrisa por ese guiño que desborda nostalgia. Porque cuando terminas, no sabes si abrirte una *app* de amantes de la comida, recorrerte cada sitio en el que estuvieron, llamar a cada persona implicada en este proyecto para decirles lo jodidamente bien que lo hicieron, o hacerte una paja por ver algo que, por fin, no es cuestión de dinero, de *followers* o de un patrón comercial sin sentido, sino de arte, arte y más arte. Eso que a veces, aunque no lo creas, es lo único que nos hace llegar al mayor orgasmo, porque para echarme un polvo rápido y sin saber mi nombre, prefiero esperar con las piernas cruzadas a que sepas lo que vas a hacer al abrirlas.

Y por eso, e incluso por mucho más, pasa esta tarde de lluvia haciendo el amor a un *foodie love* del que saldrás muchísimo más que empapado.

12
Mis venas

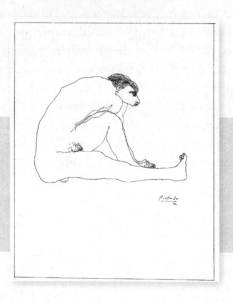

Desgarrada en la fría tempestad de tu conciencia
Sabiendo que me olvidaste aún con mi olor
    en tus venas
Estoy segura de que allá donde caigas y no puedas
    levantarte
Gritarás mi nombre sin ninguna pena
Lástima que no te vaya a oír
Aunque esté cerca
Porque ya no te veo
Ni aun con la mente abierta

13

Cupido y mariposas

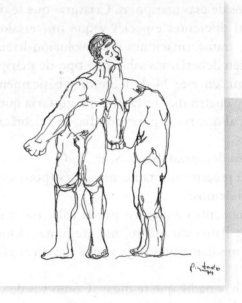

Hablemos de San Valentín. Sí, del día del amor y la amistad, aunque dejemos de lado celebrar la amistad ese día y tendemos a darlo todo si hay pareja.

Hablemos de Cupido, el dios del deseo amoroso. Hijo de Venus y Marte, con alas y arco, al que invocamos fervientemente que nos atraviese con su flecha. Con la de punta dorada, para enamorar, porque si nos vemos apuntados por una flecha de plomo lo único que nos regalará será indiferencia e ingratitud. Hay que tener cuidado cuando lo invocamos. Hablemos de esa flecha, flechazo. Aquel amor a primera vista, con esa sensación placentera, ese desequilibrio neuroquímico que nos produce mariposas en el estómago.

Hablemos de mariposas en el estómago, esa adrenalina que nos produce el enamoramiento y qué entendemos por mariposas, donde el movimiento intestinal aumenta o disminuye. Y es así como aparece la diarrea o el estreñimiento. Esto no es tan romántico, pero es parte del riesgo. No haberte enamorado.

Hablemos de esas mariposas. Criaturas que se dividen en veinticuatro mil diferentes especies y que universalmente representa cambios, transformaciones y la evolución hacia algo positivo. Aquí también deberíamos saber qué tipo de mariposas sentimos.

Pero a mí, en este 14 de febrero, y básicamente los trescientos sesenta y cuatro días restantes, me gustaría que habláramos de otro temita al que no le ponemos día, ni celebraciones. Ni santo, ni devoción.

Hablemos de... sexo. Sexo. S, E, X, O.

Y yo me pregunto, si tanto nos gusta (porque nos gusta),¿por qué lo escondemos?

Si me encuentro a alguien por la calle me pregunta: ¿Cómo estás? Si me llama mi madre, me pregunta: ¿Qué tal has comido hoy? Si me llama una vieja amiga me dice: ¿Te pillo en buen momento?

Pero no hay nadie que te diga: ¿Cómo vas de sexo?

Como adjetivo, sexo tiene el significado de mañoso, lascivo, sexy. Como verbo tiene el significado de tener sexo.

En el 2001 se incorporó en el diccionario académico placer venéreo, que en la edición actual ha cambiado su definición por actividad sexual.

Por lo tanto, si nos preguntamos qué actividad física hacemos, no contamos la práctica del sexo. Y no hablo ya de contarlo, compartirlo en palabra, sino de contarlo para nosotros, en nuestra actividad física, diaria, o semanal.

El sexo, desde la masturbación, hasta el coito, puede tener muchos beneficios para la salud física, emocional y psicológica. Sin dejar de lado que es uno de los ejercicios más completos que hay. Existen diez motivos científicamente demostrados para practicarlo.

Quema calorías, potencia el sistema inmune, fortalece el corazón y regula la presión arterial, mejora la piel y el pelo, ayuda a prevenir el cáncer de próstata, aumenta la fertilidad, reduce la sensación de dolor, previene el estrés, mejora el sueño, refuerza el vínculo con la pareja. Yo ahora me estoy dando cuenta de muchas cosas.

Lo curioso, es que para ofender a alguien sí nos adentramos en el sexo. Después de este monólogo, sin ir más lejos, si hubiera un *hater*, que puede que aparezca, me diría: Anda, cállate y folla más.

Para este tipo de cosas sí nos gusta nombrar el sexo. Si alguien está muy irascible también apuntamos drásticamente: Es que no folla. En vez de ayudar, apoyar, preguntar o acompañar en este proceso, porque ir al gimnasio, puede ser fácil, al menos el primer paso (pago matrícula, mensualidad, mallitas y al ataque) pero el sexo, o se paga, o no se encuentra tan fácilmente. Me digáis lo que me digáis.

Y si alguien me lo debate, esperad que voy con la mejor época histórica para tenerlo:

Confinamiento domiciliario.

Y sí, si van a nacer un montón de bebés llamados Covid. Y también habrá muchos divorcios por no practicarlo. Pero yo me refiero aquí al soltero, al que no celebra San Valentín, al que se ha quedado solo en casa todo el confinamiento.

Rayado, encerrado, ofuscado, amargado. Y sí, sin tener sexo.

A ese no le va nada bien. A ese y a todo el que quiera pronunciarse. Los que hayan tenido mucho, y muy fácil, y muy activo, y muy todo, que no se pronuncien. Enhorabuena.

Mantenedlo.

Aquí hemos venido a hablar de la sequedad del momento, de las pajas matutinas, del erotismo de un beso, del virus, de contagiarlo, del miedo.

De que Madrid y Valencia prohíben el sexo entre dos o más personas si no son convivientes.

Hay muchos que vivimos solos.

Así que si el sexo era tema tabú antes del puto Covid, yo convido a que ahora, tras un año de convivencia con este bicho, al menos, hablemos de sexo. Porque si no lo tenemos, al menos que lo recordemos. Invoquémoslo. Y vamos a darle la importancia justa y necesaria. Porque Disney hizo mucho daño, y *El diario de Noa* también, porque a veces buscamos casi casarnos mentalmente para echar un puto polvo. Y quizá habría que practicar más, como lo de ir al gimnasio. Tener unas rutinas donde poder llegar, a donde queremos llegar, a donde hay que llegar.

Pero vamos, que yo todo esto lo comento por beneficiaros, amigos míos. Una presión arterial regulada nos va a dar mucha felicidad.

14

Nubes negras

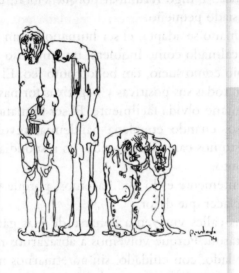

U na vez fui a la India y desde entonces siguieron unas
cuantas más. Pero de aquella primera vez, de ese primer
impacto de olor, ruido, colores, diarreas, malestares,
emoción, risas, llantos, vacas, niños, pobres, niños muy pobres, y
mucha belleza, sentí que no podía volver a España, que algo había cambiado dentro de mí; que me había quedado impactada por
tanto choque cultural; que no podría tener una vida igual entre
las calles empedradas de Madrid, donde todo está al alcance.

Donde lo que quieras, lo tienes.

Y con esa bonita sensación de las primeras veces, de una inocencia virginal, de creer realmente que va a ser así, pisé Madrid, y volví a ser yo. Y en ese instante me vino una frase a la cabeza que no se me va desde aquel entonces, desde aquel verano del 2005: «El ser humano tiene una capacidad increíble de adaptación».

Y a pesar de que esa frase siempre me acompaña, este año 2020 que hemos dejado atrás, aunque nos persiga, me ha retumbado más que nunca. Y digo retumbar porque vibrar, conectar, se me queda demasiado pequeño.

El ser humano se adapta, el ser humano es tan humilde como egoísta, tan calmado como inquieto, tan amoroso como odioso.

Tan limpio como sucio, tan bello como feo. El ser humano es fascinante en todas sus positivas y negativas formas.

El ser humano olvida fácilmente. El ser humano sobrevive.

Y por eso, cuando en plena pandemia, revoloteaban frases como que esto nos cambiaría la vida, yo respondía: Esto, lo olvidaremos pronto.

Inconscientemente es lo que hacemos, porque vamos a donde nos dé más placer que dolor.

Porque las calles vuelven a llenarse de esas ganas de libertad que nos quitaron. Porque volvemos a abrazarnos más que menos personas, de lado, con cuidado, sin apretujarnos mucho, pero lo hacemos. Porque volvemos rozando el toque de queda para sentir que no nos controlan del todo, que aún podemos ser dueños de nuestra propia NO libertad.

Y ya no aplaudimos a las nueve, ni charlamos con el vecino a las ocho. Y olvidamos la mascarilla al bajar en el ascensor. Y nos molesta ponernos el gel al entrar en cada tienda. En el metro no mantenemos las distancias, ni comentamos tanto las muertes por día. Porque el TikTok cogió más poder que los médicos salvavidas.

Porque olvidamos las horas que hicieron por y para nosotros, aquellos tatuajes que las máscaras les dejaron en la cara.

Porque se nos fueron abuelos, padres, amigos, vecinos, conocidos, desconocidos, y es que, obviamente hay cosas que nunca se olvidan.

Pero los que NO quedaron tan marcados en la desgracia, los que no tuvimos que reprimirnos de no ir a un cementerio a una eterna despedida, olvidamos. Y es normal. O no.

Porque si nos dejan hasta las diez, hasta las diez salimos; porque si nos alargan hasta las once, hasta las once exprimimos.

Porque yo he salido, y entrado, he cogido aviones, me he emborrachado, he abrazado, besado, tocado...

Porque quizá lo he olvidado. O no, como hice con la India. Quizá tan sólo me adapté. O quizá tan sólo decidí bailarle a este virus que no se va, que no sabemos si vino para quedarse. Que no sabemos si lo que nos matará será el virus, la hipoteca, el dinero que se acaba, esas ganas de escenario, de familia, de viajes, de trabajar; de gritar sin comerte tus propias babas, de bailar en cualquier rincón sin recibir malas miradas; de sentirnos vivos los que aún lo estamos, porque esta vida que nos ha tocado jugar está llena de virus y baches. Si esta mierda no me mata, me matará el cáncer, un camión, una depresión, la edad, un ictus, un sueño truncado, no llegar a fin de mes.

Aquí están muriendo más de los que contamos. Son casi trescientos sesenta y cinco días sin ingresos, sin bajadas de alquiler, sin ayudas de un Estado.

Y decidme si esta ruleta de consumo en la que todos tenemos que vivir de todos (y la ruleta está parada, atascada en la misma posición, y no da tregua al cambio), más podrida que brillante, va a dejar de tener valor, porque nos está ahogando.

Y sí, tengo más miedo al que se tira de un puente, al que se zampa un bote de pastillas, al que se va de casa avergonzado por no poder mantener a su familia. Al que tiene depresión y lo sufre en solitario, al que ha dejado de sonreír, al que murió sin un abrazo. Al que sin preguntar decidieron darle unos días más de vida quitándole la visita del hijo, del nieto, de su amado, porque nadie lo supo hacer mejor, porque a todos nos vino grande. Pero aquellas miradas cómplices de cuando pudimos salir del arresto domiciliario, esas sonrisas en patas de gallo, esa paciencia, esa charla inesperada con cualquiera que se cruzaba. Todo eso, sí lo hemos olvidado.

Y si seguimos alimentando esta nube negra que se ha posado encima de nuestros pasos, no será el virus el enemigo, sino nosotros mismos, matándonos sin darnos cuenta de que el puñal venía de nuestra propia mano.

15
Que se jodan las gordas

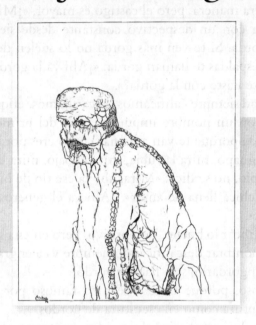

Yo soy flaca. Flaca de gratis. De siempre. De nacimiento. Yo puedo estar sentada en el sofá todo el fin de semana comiendo Nutella, y el lunes sigo siendo flaca. Incluso si me he hinchado un poco, me tomo un zumo con limón y ya estoy como siempre. Flaca. Y tomo cerveza, a diario. No rollo alcohólica, sino por vicio. Un poco. Me gusta. Y sigo flaca. No me engorda. Me limpia. O eso creo. Y si me cuido mucho ya me pongo muy flaca. Y si tengo muchos nervios también. Y ahí es cuando te dicen: «Uy, qué flaca, ¿no?»

Porque lo de decirnos esas cosas a la cara se lleva mucho. Así, nada más verse. Sin saber por lo que está pasando uno, incluso siendo flaca de gratis. De siempre. Incluso así te suelen decir: «Tú no comes, ¿verdad? Que estás muy flaca».

¿Y a la gorda? La gorda también puede ser gorda, de gratis. De nacimiento, como yo, pero al contrario. Porque el cuerpo funciona de otra manera, pero el castigo es mayor. «¡Mira la gorda!».

Se juega con un despectivo constante desde siempre. Desde que eres gorda. Si te ven más gorda no lo suelen decir a la cara, pero a tus espaldas te llaman gorda. «¡Ahí va la gorda!».

«Qué, ¿te liaste con la gorda?».

En verdad siempre calificamos, encasillamos, etiquetamos, aun naciendo con un nombre impuesto antes del primer llanto. No sirve de nada porque te van a llamar como eres por fuera.

Mira el guapo, mira la rubia, mira el bajo, mira la coja...

En cambio, no se dice: «Mira, ahí va ese tío de buen corazón». «Ahí va la chica llena de amor». «Ahí va el generoso...». Eso no, eso no mola.

Sería calificar lo bueno. Lo positivo. Pero en esta sociedad todo lo que sea nombrar descalificando siempre va a engrandar nuestro ego. Para engordarlo, seas flaco o gordo.

Es curioso, porque Botero se hizo famoso por crear figuras tanto en pintura como en escultura de gordos.

Y todos los personajes de gordos siempre son entrañables: Shrek, Sancho Panza, Santa Claus, Pedro Picapiedra.

¿Si es una peli de amor? Ahí va la flaca. ¿Si es una comedia? Plantan a la gorda. ¿Si te van a romper el corazón? La guapa. ¿Si va a secar tus llantos? La fea.

Me ha dado por calificar en femenino, pero esto salpica a todos los géneros.

Agarrar por la cintura, el michelín. Recorrer la cadera, de huesos. Tus mofletes, regordetes.

La cara larga, afilada.

Adelgazas, estrías. Engordas, fofa.

Comer mucho, hincharse. Comer poco, pasar hambre. Obsesión, infelicidad. Compararse, hacerse pequeño. Aceptarse, reto diario.

¿Por qué no jugamos a vernos con nuestros mejores ojos? Los buenos, los de verse bien, como somos. Y empezamos a mirar cómo nos gustaría que nos viesen: GRANDES BELLEZAS.

Por qué no dejamos de juzgar sin saber de dónde viene cada uno, por lo que está pasando y hacia dónde quiere llegar.

Por qué no sonreímos a las guapas y feas, a las flacas y gordas, a los bajos, altos, mancos, cojos, viejos, jóvenes, en silla de ruedas.

Por qué no dejamos de mirarnos por encima del hombro, y aprovechamos estas máscaras obligadas para escuchar un poco más las mentes y conectar mucho más con los ojos, Que nos van a decir que ni las guapas son tan guapas, ni las gordas tan gordas.

Y que quizá ahí donde te giras para no ver, te estás perdiendo mucho más que una mirada, un aprender a no juzgar sin conocer, y a no hablar sin saber.

16
Por mis pezones

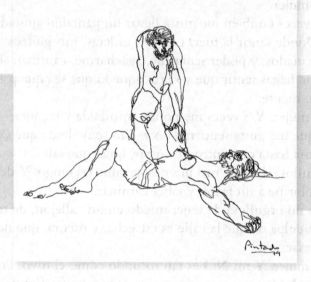

S oy mujer.
   He sido y soy también una niña, adolescente, joven,
   adulta, niña de nuevo, hija, hermana, amiga, novia,
   amante, virgen, puta, limpia, a veces sucia, sincera,
   amable, dura, borde, sarcástica, divertida, silenciosa.
Soy mujer, como muchas.
Con y sin mayúsculas. Con mi altura, mi peso, mis ojos, mis
   tetas. Soy mujer.
Y me gusta a veces llevar un vestido ajustado. Y se me
   marcan los pezones, porque los tengo.

Y no me voy a poner un esparadrapo para esconderme. Ni en
  los pezones, ni en la boca.
Para decirte que si miras, mira bien, como hombre.
Educado. Discreto.
No me hagas sentir una guarra
por tener los mismos pezones que tú
pero por no tener algo entre las piernas,
estar más accesible al insulto.
Soy mujer.
Y a veces también me gusta llevar un pantalón ajustado.
  Donde sentir la fuerza de mis caderas, mis glúteos
  armados, y poder sentarme, agacharme, caminar, sin que
  me hagas sentir que yo provoqué lo que sea que pasó por
  tu mente.
Soy mujer. Y a veces me pongo minifalda y tacones,
porque me gusta sentirme sexy. Tan sexy desde que salgo de
  casa hasta que entro. Y entrar, igual que salí.
Orgullosa de lucir mis piernas, porque las tengo. Y de
  subirme a un tacón y saber caminar.
Pero no orgullosa de tener miedo en un callejón, de tener
  la culpa de que la calle es estrecha, y oscura, que no debí
  pasar.
Soy mujer. Y mi NO es tan rotundo como el tuyo. Porque
  un NO, no es una afirmación, por si tenías alguna duda.
Soy mujer, con voz y voto. Y ponerse de rodillas puede ser
  para algo más que para chupártela.
Soy mujer, dueña de mi cuerpo y de mi destino, el que yo
  controlo, al saber, que soy mujer. Fuerte y poderosa.
Y hoy, voy a ser también niña, adolescente, joven, adulta,
  hija, hermana, amiga, novia, amante, virgen, puta.
Hoy lo voy a ser, porque hoy es cada día. Y cada día si
  quieres ponerme uno de esos letreros de mierda que te
  hacen más fuerte, hoy te lo voy a volver a decir.
Hoy, SOY MUJER.

17

Ser o no ser

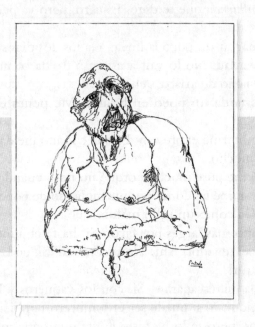

Me voy a depilar las cejas. Mucho, muy muy finas, de esas que casi ni se ven. Se lleva mucho.

Voy a llamar a un tatuador para tatuarme las cejas, darles forma, así como abundantes. Es que está de moda ahora.

Uf, me he hecho el láser, estoy limpia, limpia. Suave, ni un pelo. Como un bebé. ¡Hay unas ofertas!

Me voy a dar un tiempito más, a ver si me sale algún pelo o me lo injerto porque se lleva más libre. Más hippie.

No, he hablado con varios y voy a ir al de la Mary. Sí, supernatural. No se nota nada. Un par de tallas más, pero vamos, por dar un pelín de volumen.

Uy, al final voy a ir a que me quiten. Es que me puso una talla de más y ahora se llevan las planas.

Corto, corto. Rollo rasurado, como la foto que te he enseñado de esa actriz de Hollywood. Se lleva un montón.

Es que va muy lento. El crecimiento, digo. Y como está de moda por la cintura, me puedes poner extensiones. Muchas, como esta *influencer* que te digo. Es caro, pero ya pediré dinero a mi madre

Es sólo marcar un poco la línea. Y a los dos días se baja la hinchazón de verdad. No lo vais a notar. Y te da como rollo, sexy. Pero sólo el labio de arriba, ¿eh?

Uy, pues tarda un poco en bajarse. Me pones en el inferior también.

Sí, para quitarme expresión. Es que cuando me da el sol, como que arrugo mucho.

Ya, quizá me puse mucho porque no noto cuando me enfado.

Las uñas, sí, me las como porque mola eso de ponerse los dedos en la boca. Da como un rollo malota.

Un poquito más largas por favor. Sí, hasta el punto de no poder ni coger el tenedor. Ahí, a lo incómodo. Sí, en la foto con filtro quedan, ¡uf!

Prefiero la del escaparate. Sí, con los vaqueros y las botas que lleva el maniquí. Y si puede ser el sombrero también. Yo no soy de sombreros, pero se lo he visto a esta que tiene muchos seguidores, y así voy igual.

El pantalón muy alto. Sí, de tiro muy muy alto. Hasta los sobacos. Me incomoda, pero es *supercool*.

Mejor bajos, muy bajos, ya me subo la braguita para que se vea. Esto está a la última.

El *outfit* lo más. No sé qué significa *outfit* pero, lo más. Lo más.

Moda: Gusto, costumbre o uso, o conjunto de ellos, propios de un grupo, un período de tiempo o un lugar determinados.

Personalidad: Conjunto de rasgos y cualidades que configuran la manera de ser de una persona y la diferencian de las demás.

Tatuarse las cejas, depilarte, ponerte tetas, bótox, uñas, marcar los labios, comprarte el escaparate entero... Todo esto está muy bien. Más que bien, diría yo. Si lo decides TÚ. Nace de ti, desde lo que te gusta, te favorece, te hace bien o te hace feliz.

Comparar: Establecer relaciones de semejanza entre dos o más cosas.

Ser: Ser es todo aquél que posee un alma. Un ser es un individuo (ser humano), una criatura (ser vivo) o una entidad (ser supremo).

Marcar la diferencia nace de ti, partiendo de lo que tú eliges. Fuera de modas y comparaciones. Ser única o único te diferenciará de los demás. Y los que hoy te puedan criticar, mañana, te envidiaran. ¿Por qué? Porque fuiste fiel a tus principios, no a las modas que vienen y van.

Mira, observa, inspírate. Y de ahí crea. Desde tu propia emoción. Si copias, no sentirás.

Si haces lo que todo el mundo, no serás. Y si no eres, no sonreirás.

Porque ser tú, no sólo te hará feliz, sino que te hará incomparablemente ESPECIAL.

18
Respirando

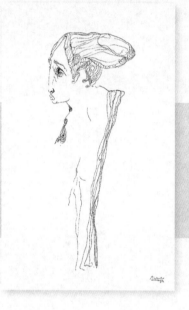

Y con el poco aire que me dejaste,
intento respirar,
rozando las ganas de vivir,
por no dar un paso atrás.
Y aunque camino por las mismas calles buscando tu aliento,
no encuentro más que aceras frías y mucho más que viento,
que se estampa en mi cara sin un ápice de paciencia,
para hacerme despertar,
de lo que fue, no está, ni estará,
ahora sí,
tu presencia.

19

No hay futuro

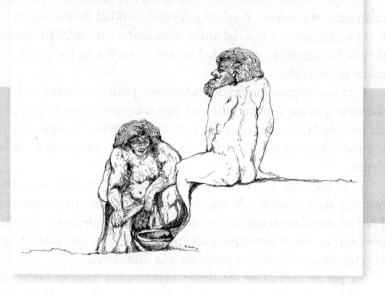

Uno se pasa la vida deseando amar. Y cuando la tienes delante, la oportunidad, te cagas de miedo.

Es curioso, ¿no?

Cuando estás en calma, quieres sentir. Y cuando sientes, te acojonas. Si te escribe a menudo, quizá va muy rápido. Si te besa mucho, se ha enamorado demasiado. Si sueña, que baje de la nube.

Pero si no escribe, ni besa ni sueña, no es la persona.

Si todo fluye, no hay adrenalina suficiente.

Si se discute, mejor, la reconciliación es morbosa. Si es muy libre, te pone.

Si está pegado a tu culo, te absorbe.

Y ahí está, al otro lado de tu locura mental, la persona que, con su propia locura, seguramente igual que la tuya, está intentando ver por dónde vas, para mover fichas.

Pero mueva lo que mueva hay una cosa clara. Si sientes, te acojonas. Y si te acojonas, das un paso atrás. Y si das un paso atrás, no avanzas. Y si no avanzas, no hay futuro.

Así que vuelta a estar solo, que te tienes controlado, y si no te enamoras, no sufres. Y así en esa conformidad de no querer sentir el vertiginoso dolor del amor, te absorbe una soledad provocada por la increíble comodidad de ser el dueño de tus actos y que nadie te perturbe.

Esta nueva generación de individuos poderosamente independientes, que no soportamos que nos muevan ni un hilo, porque alzaremos la voz, arrogantes y reivindicativos, aunque tan sólo sea para decir que los espaguetis nos gustan un poquito más al dente.

Y es que cualquier ridiculez para marcar territorio sentimos que nos dará el poder de seguir meando en nuestro propio suelo. Pero no nos damos cuenta de que compartir, y dejar ser, puede ser también un buen arranque para que tu soledad, que tanto te gusta, esté simplemente, un poquito más endulzada.

Ya pocos presumen de llevar veinte años juntos. Ni siquiera tres. Ahora llegar a celebrar el mes es casi un triunfo. Y es que las tentaciones están tan candentes, que no sabemos ni dónde mirar. Ni a quién agarrar.

¿Me gustan los hombres o las mujeres?, ¿los tríos?, ¿relación abierta?, ¿bi?, ¿monógamo?, ¿quizá el poliamor?, ¿Y si nos damos un tiempo?

Qué chulitos nos hacemos cuando seguimos esperando lamer el cianuro de Romeo, y yacer cerca de su cuerpo.

Nos han engendrado desde el amor, porque enamorarse puede durar unas horas y ser por tan sólo esa noche, el amor de tu vida.

¿Sabíais que nuestro aparato psíquico tiene guardada la imagen de la pareja que buscamos? ¿Y que también nos enamoramos de quién anhelamos ser?

Pero para amar, hay que amar bien. No rocemos la limerencia, ese estado mental involuntario de la necesidad imperante y obsesiva de ser correspondido.

¡Aquí jode!, ¿eh? Aquí es cuando se sufre. Cuando estamos fuera de control. Y los sudores son escalofríos. Y las taquicardias, pinchazos.

Así que, si estás en ese estado de sofá y manta, zampándote un buen helado disfrutando de no sufrir, porque no sientes y porque no quieres dar un paso más allá por si te rompen un poquito más el corazón, recuerda que hubo un Capuleto que también se jodió un poco amando a un Montesco. Pero que, si no lo llegan a hacer, arriesgarse, digo, dime tú en qué momento podríamos echar unas lágrimas creyendo que quizá cuando suene el timbre, nos dan la sorpresa de que el cianuro, nos acaba gustando.

20

Los martes

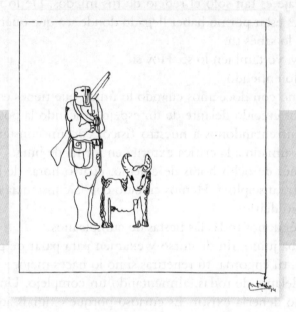

Reírte de mí no va a hacer que lo haga mejor. Ofenderme delante de mis compañeras tampoco. Ni ponerme en segunda fila, ni tercera.

Ni siquiera que me pinches con una aguja para que coloque la postura. ¿El chicle en la nariz? Ni lo siento.

Que te subas a mis piernas cuando hago la mariposa no va a darme más flexibilidad.

Y sí, cada martes me invento que estoy enferma para no venir. Ya no sé qué hacer con estas manos grandes que tanto te molestan. No tengo suficiente *cambré* para dar los giros y me siento torpe con las castañuelas.

Paras y pones la música de nuevo para que no deje de repetir un paso que tengo completamente bloqueado. El paso me lo sé. Mi cabeza y mi cuerpo lo sabe, porque mi cuerpo tiene más memoria que mi cabeza, pero tu forma de mirarme, con esa sonrisa de lado, avergonzándome ante mis compañeras, no va a hacer que lo haga bien. Ni hoy, ni mañana, porque reírse del proceso de aprendizaje es tan sólo el reflejo de tus miedos. De lo reprimida que debes estar por no haber llegado donde sea que querías llegar. Eso sólo lo sabes tú.

Y hoy, yo también lo sé. Hoy sí.

Hoy lo entiendo.

Pero no con doce años cuando lo único que tienes es ilusión.

Hemos crecido delante de un espejo buscando la posición correcta, enfrentándonos a nuestro físico, con un constante juicio interno, sumado a la crítica externa en forma de bufa.

Después de ocho horas de colegio, cuatro horas de baile. Esa era nuestra disciplina. Hemos crecido con la constancia de un sobresfuerzo diario.

Perdiéndonos todas las fiestas de cumpleaños.

Llegaba junio, fin de curso y examen para pasar de grado. Tú adelgaza, tú engorda, tú repetirás si no lo haces mejor.

Así, delante de todas, alimentando un complejo. Un complejo que no debería existir. Es curioso porque exigíais adelgazar y mejorar, pero en ningún momento comentasteis que había un futuro en el baile más allá de esa cara escuela en nuestra acomodada ciudad.

Y fueron cinco cursos. Cinco cursos, no de cinco años, sino de diez. Dos años de formación por curso. De repetir, y repetir y repetir. Ballet, folclore, escuela bolera, clásico español, flamenco...

Y así todos los días. Con esa mezcla entre ilusión y pánico. Y algunas no pudieron terminar, no por falta de ganas, pero sí por dolor a raudales, por un trato que dejaba mucho que desear. No de todas las maestras, pero sí de algunas. No las voy a nombrar. Ellas sabrán lo que hicieron.

Y sí, a veces uno vive con un trauma clavado en el pecho. Qué le vamos a hacer, alguna tarita.

Llegué a quinto de carrera. Quinto de conservatorio. Y con un vago recuerdo, suspendí.

¿Entonces qué? ¿Lo dejas?

No. Me examino en septiembre y me voy a vivir a Madrid.

Así que, como yo peco de orgullosa, y de si me dices que no, mejor, porque lo voy a hacer por mis huevos, ese aire déspota para preguntarme si lo dejaba, me dio la fuerza suficiente para posicionarme y creer en lo que yo quería: Bailar y vivir de ello.

Veintidós años más tarde de aquella despedida de la escuela, de aquel aprobado en septiembre, de aquel cojo la maleta y busco alcanzar mis sueños, ninguna de esas profesoras me ha dado una palmadita en la espalda.

Pero ¿sabes qué? GRACIAS.

Porque me la distéis quizá, metafóricamente, en cada grito, en cada desprecio, en cada ponerme en segunda fila. En cada mirada proyectando que no llegaría a nada.

Y ahora, no os voy a dar el placer de recitaros mi currículum, pero sí os diré que, a día de hoy, BAILO, en muchísimos sentidos.

Y que cuando tenga a una joya en bruto delante de mí, llena de ilusión, no la aplastaré con mis complejos.

Primero, porque no los tengo.

Y segundo, porque nunca sabrás cómo alguien con esfuerzo y tesón, puede llegar a donde quiera llegar.

Sin palmadita en la espalda.

21

Los cobardes

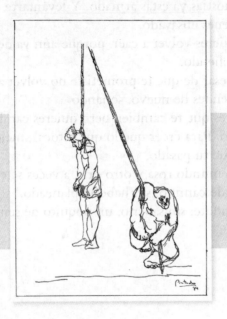

Y a veces las miradas tienen más miedos que dudas.
  Y las palabras no tienen tanta importancia.
Y el carácter está tapando traumas.
Y los desencuentros puertas cerradas.
Y hay cosas que no. Pero muchas que sí.
Y hay ganas. E ilusión. Y vuelven los miedos.
Y la edad llena de heridas, de proyectos truncados,
  de visiones sin tiritas.
Y jode. Jode mucho pensar que se pierde el tiempo.
  O no haberlo intentado. O equivocarse de nuevo.
O privarte de ser amado.

Y te encuentras ahora, deseando pasear acompañado.
  Con mochilas que pesan, con corazones apagados.
Y a pesar del esfuerzo, de controlar tus palabras, de ser tanto.
  Y tanto.
A veces cuesta aceptar, que tan sólo hay que ser. Y dejar
  al de al lado que sonría sin juicios, sin miedos, sin llantos.
Total, de hostias ya estás armado. Y levantarte es fácil.
  Ya lo tienes ensayado.
Pero no quieres volver a caer, porque aún ya de grande,
  sigue doliendo.
Porque a pesar de que te prometiste no volver a soñar,
  te sorprendes de nuevo, soñando.
Y no quieres que te cambien pero quieres cambiar.
  Un poco. Para creer que lo que retocas, mejorará,
  lo que fue tu pasado.
Y entre un mundo rosa y otro gris, a veces se crean colores
  a mitad de camino, sin haberlo planeado.
Pero sí, dándote, sin saberlo, un poquito de sentido regalado.

22

La cárcel

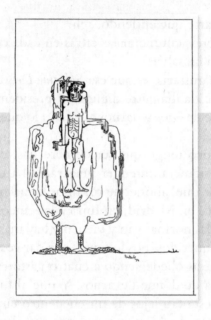

P ero que aun así, a pesar de que el encarcelamiento nos hizo más bien que mal, tampoco se pasen, señores.

Quizá hemos llorado más que nunca. Está claro que hemos perdido más seres queridos que nunca. Y quizá, incluso, me atrevería a decir que somos más sensibles que nunca. O al menos estamos más alerta al dolor. A lo impredecible. A la improvisación. A querer adaptarnos, aunque nos cueste. Pero no por eso apretéis la soga. Que no hayamos alzado la voz en la cárcel no ha sido motivo de cobardía, sino de acatar las normas que creíamos válidas. Pero ahora, queridos, las normas las cambiáis a vuestro gusto, sin un estudio determinado. No vemos números, ni sentido a tanto que estáis encasillando.

Así que ahora, después de adaptarnos a una pandemia tan desconocida para todos, y sacarle un poco de jugo, no penséis que la ceguera se ha apoderado de nosotros y que queremos el zumo entero. No, no, no.

Ahora lo que estamos es un poquito hasta los cojones, ya que si la pandemia es la misma para todos, ¿por qué hay tantas normas diferentes?

Y hay una parte que entiendo, ¿eh?

No me intentéis enumerar las cifras en cada comunidad autónoma. Quizá ni las sabéis.

Lo que sí me gustaría, es que ese *Sálvame Deluxe* que hacen que nos traguemos cada día entre diputados, presidentes y figuración, podría limpiarse de egos y darnos algo con lo que limpiarnos algo más que el ojete.

Y que tampoco tengo que ser de derechas, de izquierdas, de extremos o ni siquiera entender vuestra lucha de poderes, para darme cuenta de que, ahora que rozamos la miseria, que los bares cierran a las once en Madrid, en Ibiza a las cinco, y en Barcelona ni me acuerdo, las normas van y vienen y hay más parados que virus. El aplauso, queridos, nos lo tenéis que dar vosotros porque estamos como ovejas obedeciendo a cuatro pastores, que no tienen ni puñetera idea de dónde llevarnos. Y que al final, la isla de las tentaciones no está tan lejos de un encuentro entre partidos y su cinismo enmascarado. Mientras, nosotros, en el sofá, sin entender tan mediocres monólogos, estamos a puntito de saltar y de tomar la libertad por nuestra propia mano, para empezar, intentando decidir a quién votar, y para terminar esta cárcel en la que queréis seguir manteniéndonos, porque hace más de un año os funcionó. Quizá, cuando rompamos estas verjas que ya huelen a oxidadas, nos lanzaremos a la calle, para que cuando dejéis de repasar vuestro discurso egocéntrico de machaque al opuesto, podáis escuchar a los que estamos al otro lado, y daros cuenta de que muchos, si no pueden hablar, es porque ya están ahogados.

23

Mi teta izquierda

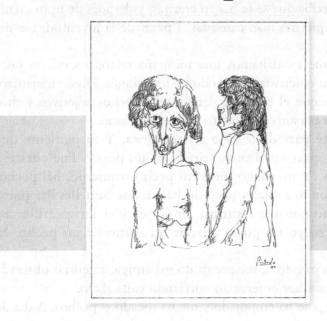

C aminante no hay camino. Se hace camino al andar.
¿Y qué camino cogemos? ¿O qué camino debemos recorrer?

¿Cuánto tiempo nos persigue el flagelo de no haber cogido el camino correcto? ¿Si siempre íbamos por la derecha, por qué fuimos por la izquierda? ¿Si siempre subíamos, por qué ese día decidimos bajar?

Y en esa losa de dudas y culpabilidad, lo que no llegamos a ver es que escogiéramos lo que escogiéramos, a lo mejor no iba a ser hoy, pero mañana, pasaría.

Venía de clase de ballet, siempre madrugábamos. Así que la vuelta debía ser a una hora donde el sol más alumbra y las calles están más esbeltas. Sobre las doce, la hora del vermut o de ir a por el pan. Lo que sea. Era un día de diario.

Estábamos cerca de casa, en el barrio de Conde Duque. Iba con mi amiga Carolina, creo recordar. Cogimos una de esas calles cuesta arriba que se te hacen eternas, y después de unos cuantos *pliés*, las piernas iban cansadas, a pesar de la juventud, ese divino tesoro.

Parecía que escalábamos una montaña cuando sentí un pisar rápido y algo enfermizo, rozándome los talones. Digo enfermizo, porque creo que el caminar debe tener muchos adjetivos y dice mucho de la persona. Mi olfato no me traicionó.

Me aparté para dejar paso a tanta prisa. Y lo siguiente que recuerdo es estar en el suelo, tirada en un portal. Fue cuestión de segundos. Y mi mano fue a mi pecho izquierdo. Mi pecho, aplastado por una malla azul de ballet que aún llevaba puesta, y cubierto por una camiseta, un jersey y el abrigo... Llevaba de todo, pero yo no podía apartar mi mano de mi pecho. El izquierdo.

«¿Qué ha pasado?», me preguntó mi amiga, mientras observábamos ese caminar enfermizo corriendo calle abajo.

«No lo sé, me ha empujado y me ha tocado el pecho». A día de hoy, en pocas ocasiones he comentado este curioso suceso.

Y aunque no se etiquete como trauma es algo que me acompaña, porque hay algo tan valioso como nuestro cuerpo, que está fuera de nuestro poder, porque en cualquier callejón, incluso a la luz del día, puede cruzarse un enfermo que decide que ese cuerpo es más suyo que tuyo, incluso cubierto de arriba abajo.

Así que la próxima vez que una niña, adolescente, mujer, sea juzgada por provocar, quizá debemos analizar que lo que uno ve, a veces, va más allá de la realidad. Y que quizá ni el callejón era tan estrecho, ni tan oscuro, ni la minifalda tan corta.

Quizá es que, por cualquier vivencia de esa persona, enferma, con ganas de invadir más allá de un espacio, decide tomarse mi cuerpo como suyo. Sin un letrero de bienvenida.

Y que el trauma, aunque no se grite, Está; aunque no se tatúe, se siente; y aunque nunca te lo haya comentado, sí, lo viví.

Igual que sigo caminando por miles de callejones, apartándome si alguien se acerca demasiado, no vaya a ser que vuelvan a sentir que mi cuerpo es más suyo que mío.

Porque como justamente hoy me dijo mi madre: «Hija, ten cuidado cuando vayas tarde a casa, que hay mucho pervertido».

Y yo pensé, con cuarenta años:

¿De verdad tengo que seguir teniendo miedo?

¿De verdad tengo que seguir pensando que mi cuerpo es más suyo que mío?

¿De verdad?

24
Salto

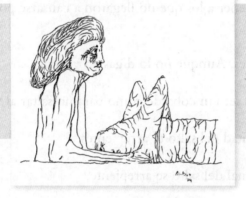

Y arrastrando mis pasos llegué a la cima.
Esa donde el dolor te rompe por dentro y te come poco
a poco hasta quedarse sin apetito. Ese que te traspasa.

Y te cuesta masticar los amaneceres y digerir las lunas llenas. Y
vas crujiendo como una marioneta sin uso.

Y esperas a que te manejen jugando con tus piezas.
Muñeca fácil y muda.
Sin cuerdas sangrientas de amor, sin voz de júbilo apasionado.
Ciega de los minutos del día.

Miras, vives, sonríes y a veces ríes.

Desde esa segunda capa que se ha ido formando desde la cabeza a los pies. Ignorando el olor a podrido inundado en tristeza.

Y caminas como puedes. Crees que después de un paso va el otro. Pero no lo tienes claro.

Lo intentas y si sonríes la gente responde. Lo intentas de nuevo. Y lloras a escondidas para que no se cansen de ti los que ya se cansaron.

Para mantener a los que no llegaron a cansarse porque pueden ver más allá.

Y agradeces. Aunque no lo digas en voz alta.

Agradeces ser tan cobarde como para no saltar al vacío.

Por si a mitad del salto te arrepientes.

Por si al final del salto se arrepiente.

Y escuchas sólo su voz.

Arrepentida.

25
Entre rejas

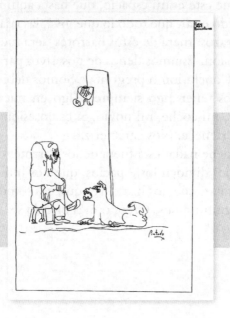

E ntre los barrotes de mi casa veo una mesa.
    Entre los barrotes rojos de mi casa veo una mesa y una silla. Si miro, de pronto veo con poca claridad la mesa y la silla.

Si entrecierro los ojos, puedo verlo todo mucho mejor.

Uno de los barrotes corta la mesa, otro parte la silla en dos. Juego de visibilidad.

Terapia de la vida.

Acabo de observar que tan sólo son trece los barrotes rojos. En el centro, justo donde estoy sentada con mi pijama rojo de Mafalda. Estupenda visión para los vecinos de enfrente. Les regalo una imagen Almodóvar para esta mañana de domingo de clima confuso.

A la izquierda veinte barrotes negros y diez oxidados. A la derecha doce barrotes negros más.

Con los rojos, los negros y los oxidados, hacemos un total de cuarenta y ocho barrotes que separan mi casa de todo lo demás, que indican que este es mi espacio, que hasta aquí he pagado, que hasta aquí puedo estar, que todo lo que viva, las risas, los besos, los llantos, los abrazos, fuera de estos barrotes, será fuera de mi terreno. Mío, posesión. Estamos llenos de posesivos para sentirnos más importantes. Conclusión o pregunta: ¿Somos débiles?

Necesitamos tener algo siempre. Algo en nuestro poder. Mi casa, mi perro, mi coche, mi novio. Si es posesión es importante. Porque nos pertenece. Nos caracteriza.

El que no tiene nada, está fuera de los barrotes de la vida. Esos barrotes que nos dividen los espacios, que nos indican hasta dónde podemos soñar; que nos hacen ver quiénes somos, aunque creo que estamos confundidos. Creo, o más bien lo sé.

26
El destino

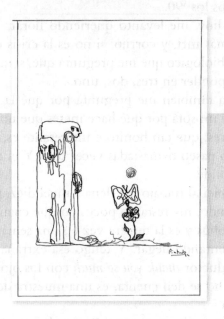

H oy me levanté con ganas de llorar. Y no es la crisis de los cuarenta.

Me suele pasar unos días antes de mi cumple, para bien o para mal, mi madre nos hizo vivir los cumpleaños muy intensamente. Celebraciones a lo grande, toda la clase en casa (nunca íbamos al *burguer*, que era lo acostumbrado). Nosotros éramos más de fiestas temáticas, sándwiches de Nocilla, Risketos y ocupar toda la casa, y me gusta nombrarlo porque más de una antigua compi teresiana lo recordará, como cuando Laura Fierro corría por todo el pasillo gritando su amor por mi hermano.

Por esto y mucho más coge forma, o sentido, que hoy me haya levantado con ganas de llorar.

Es evidente que ya no tengo treinta y dos compañeras de clase, con nombre y apellidos, que con su disfraz o no, venían a mi cumple a cantarme y verme soplar las velas con todo mi afán por dejar capturado el momento en la cámara analógica.

Con esas coletas de lado, esas sonrisas de dientes pequeños (los sigo teniendo) y esos abrazos sin postureo.

Qué bonitos los '90.

Así que si hoy, me levanto queriendo llorar, me lo permito. Porque para más inri, y corrijo, si no es la crisis de los cuarenta, tengo el reloj biológico que me pregunta que, si quiero ser madre, tengo que responder en tres, dos, uno...

Y mi cama también me pregunta por qué la parte izquierda está tan fría, y mi sofá por qué hace meses que no se abre.

Que Londres, que tan bonito e interesante es, se me hace pequeño cuando paseo demasiadas veces sola. Y el cine se me hace demasiado grande.

Que ir en bici al trabajo me llena a nivel diez, pero volver sola a casa caminando, me resta un poco, porque cuando llueve corro a coger el autobús y es la tercera vez en una semana que se paran viéndome intentando llegar. Y tengo esa extraña sensibilidad de decirle al conductor *thank you so much* con los ojos como chiribitas, y aunque no se den cuenta, es una muestra de amor. Esa que tanto nos falta.

Y esto no es un llamamiento. Esto es hacer equipo. Por todos aquellos y aquellas que vivieron, vivimos, tan intensamente, que no nos dimos cuenta de que estamos con cuarenta. Una gran amiga mía, me dice literalmente, que lo de los cuarenta es un mito asentado como creencia válida, como valor de una consciencia colectiva limitada. Y yo, aunque me tatúo sus palabras y les doy un tiempo para que se depositen en mi piel, a veces, hoy, escucho el tic tac del reloj que me está diciendo, preguntando tantas cosas que los cuarenta ha dado por sentadas.

Así que aquí, con mis playeras de colores, mis vaqueros holgados, mi melena como hace veinte años, y mis mejores ganas de vivir, apago el reloj, sin escuchar el paso del tiempo. Me planto. Abro el sofá, caliento mi cama, y corro hacia el autobús, con esa

sonrisa amiga mía que me hace ver que la vida tiene de todo, menos planes dados por hecho. Que, o te dejas llevar y te jodes si
algo no salió como soñabas, porque aunque los sueños se hacen
realidad, hay una cosa que se llama destino. Y eso sí que no lo tenemos controlado.

Suerte, amigos. Abramos los ojos. Porque lo que viene, está
claro, dicen que está escrito. Así que preparados para aceptarlo, y
vivirlo.

27

Y yo me río

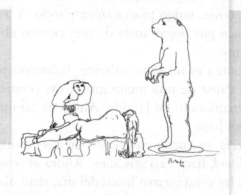

Nos creemos normales, y valientes. E incluso luchadores. A veces nos creemos mejor que nadie.

Especiales, únicos. Y yo me río.

Cuando me miro al espejo y observo que tengo dos ojos, y que veo, y dos brazos, y dos piernas. Que mis manos tienen cinco dedos cada una, y mis pies también. Que el corazón me late a buen ritmo, así, por sí sólo. Que tengo dos pulmones y respiro por la nariz, y por la boca. Que mastico con todos y cada uno de mis dientes. Que no me falta pelo. Que camino airosa. Que puedo hasta correr. Y yo me río.

Cuando me preocupa que mis vaqueros me queden más ajustados de lo normal. Cuando la menstruación me ha provocado algo de acné y me amargo unos días. Y también cuando se ha acabado el té que me gusta. Por esos dramas que hacemos sin sentido, o con el nuestro propio, pero sin darnos cuenta de todo lo que tenemos y no agradecemos.

Así que cuando me levanto cada mañana, debería alabar cada puto centímetro de mi cuerpo que funciona y me está dando todas sus funciones, sin un resquicio de queja. O al menos, no mucha.

Y ahí, frente a ese espejo que a veces veo incluso con los ojos cerrados, me doy cuenta de que ni soy tan valiente, ni tan luchadora, porque tener, tengo prácticamente todo. Y a veces me creo una *superwoman* por llegar antes de que cierren el súper, cuando no es para tanto.

David Morana es un puto valiente, habiendo perdido las extremidades a causa de una meningitis a sus veinticuatro años. Y dice seguir enamorado de la vida. Ahora es campeón de España de cien metros lisos.

Cisco García, se quedó en silla de ruedas por un mal salto haciendo *snowboard*, hace casi seis años. Ahora es tenista paralímpico y positivo las veinticuatro horas del día, siete días a la semana.

Marta Bustos, hace poco más de un año, se quemó la cara con sosa cáustica mientras realizaba un tutorial de YouTube. Está luchando con la ceguera desde entonces. Y no pierde la hermosa sonrisa que tiene.

Irene Villa, con doce años, perdió sus piernas por un atentado terrorista. Desde entonces luchadora incombustible y campeona de España de esquí adaptado.

Josep Lobató, gran comunicador en radio y televisión, pierde el habla por una dolencia desmielinizante, que también le impide escribir, una de sus pasiones después de ocho libros publicados. Lo que no ha perdido es el humor constante.

Jonny Grant tuvo un accidente de coche en el año 2017 que le produjo una parálisis cerebral. Después de un largo tiempo en coma, lucha por recuperarse bajo la incansable ayuda de su mujer.

A día de hoy, los avances que ha hecho fuera de todo pronóstico son inhumanos.

Con veintitrés años, Turia Pitt, ingeniera y modelo, quedó atrapada en un brutal incendio mientras corría una ultramaratón, que le quemó el 65% del cuerpo. Han pasado ya diez años y doscientas operaciones. No sólo ha logrado volver a caminar, sino que ha logrado terminar el triatlón más duro del mundo.

Con esto, no voy a quitarme, quitaros, el mérito de habernos hecho una clase de yoga durante una hora sin parar, o que el ayuno intermitente lo llevemos a rajatabla. Ni siquiera que hemos sido muy obedientes durante el confinamiento.

El valor de las cosas, por pequeñas que sean, se lo damos nosotros mismos. Y si a mí, a ti, hoy te preocupa hacerte la manicura, adelante, preocúpate. Porque también es importante. En la escala de valores que tengamos.

Pero no olvidemos, que afortunados, somos un rato.

Y que entre esa búsqueda por las redes de las últimas sandalias del verano, estaría genial perderse por las vidas de algunos de estos, normales, humanos, y darnos cuenta de que son un poquito más valientes y luchadores que nosotros. Básicamente, porque a nosotros se nos suma también que somos un poquito gilipollas.

28

Impuros

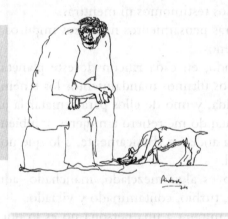

El abuso de poder, es maltrato.
La invasión de espacio, es maltrato. La amenaza, es maltrato.
Ser feminista, no es maltrato. Buscar la igualdad, no es maltrato.
Desear que te pongas en la piel de una mujer, es una realidad.
Que me trates bien, es lo mínimo.
Que me trates mal, bien no está.
He crecido en colegio de monjas. He ido a misa cada domingo.
He rezado, me he confesado y he cantado.
Hoy en día no tengo ninguna creencia en concreto. Puedo confesaros que las iglesias siguen siendo visita deseada porque me

gusta lo que siento dentro de ellas. Esa belleza arquitectónica, ese silencio. Reencontrarme con la niña que fui. La que creía en algo más que ahora. Y también, recitaba los mandamientos. Y los recuerdo.

Así que seas católico o no, sabed que mandamientos hay diez, y que se analizan como examen de conciencia.

Dejaré los cuatro primeros en mute, ya que se refieren a la relación con Dios. Y no voy a entrar en debates, pero curiosamente los seis últimos, se refieren a las relaciones humanas entre sí.

No matarás.

No cometerás actos impuros. No robarás.

No darás falsos testimonios ni mentirás.

No consentirás pensamientos ni deseos impuros. No codiciarás los bienes ajenos.

En este mundo, en cada rincón de este planeta, las mujeres sentimos que esos últimos mandamientos los tenemos cargaditos en nuestra espalda, y uno de ellos para rematar la jugada. Y voy a matizar que cuando me refiero a mujeres, también me refiero a niñas, a bebés, a ancianas. Básicamente, a lo que nombran como débil, sexo débil.

Algo impuro es algo mezclado, manchado, adulterado, corrompido, sucio, turbio, contaminado y viciado.

Lo que hace impura a una persona no es lo que entra por la boca. Lo que verdaderamente la hace impura es lo que sale de ella.

Las mujeres que salen a la calle, y protestan. A veces no lo hacen por ellas mismas. Lo hacen por las que andan de la mano del padre, madre, y ni siquiera ellos pueden ver que esa pequeña criatura está en peligro. No que estará en un futuro, que está ahora. Con dos, cuatro, seis, ocho años, da igual. No va ya de minifaldas y tacones. No va de callejones oscuros. No hay ya sitios más o menos peligrosos.

Hay personas libres, con máscaras, impuras. Con sonrisas indescifrables, con pensamientos innumerables, que te dan la mano, y la coges, y ya no hay salida, porque si cumple el sexto mandamiento, no lo olvidas.

Y si se acoge al quinto, no lo cuentas.

29
El tres

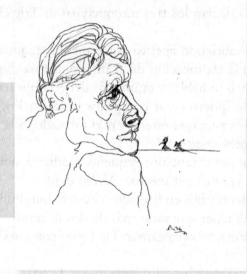

Y aunque de numerología, poco sé, o más bien nada, me gusta clasificarlo todo, o casi todo, en un número concreto. El tres.

Quizá porque vengo de una familia de tres hermanos. Quizá porque me gusta el número impar. Quizá porque cuando me dan el menú tengo que elegir un entrante, un plato principal y el postre. Quizá porque la cerveza, el vino y el tequila están en el mismo rango.

Quizá porque suelo tener grupitos de amigos de tres y funcionan de maravilla. Quizá porque he tenido tres grandes amores en mi vida. Quizá porque podría elegir tres viajes que me han marcado, tres prendas que ponerme, tres tipos de coches que me gustan. Quizá porque vivo en tres sitios diferentes.

Quizá porque el tres puede también agrupar tres calificaciones de gran importancia: tamaño, forma y apariencia.

Igual que para elegir un condón: Circunferencia, anchura y ajuste. Como conducir: Reflejos, coordinación y rapidez.

Y cuando conoces a tres chicos: Está el guapo, el feo y el simpático. Si ya lo decían los tres mosqueteros, o Tricicle sin ir más lejos.

Pero ahora, abriendo apetito entre menús, tequilas y amigos, me quedo con la clasificación de: Tamaño, forma y apariencia.

Que tan poco se habla, y tanto más deberíamos hacerlo.

Con esto no quiero crear complejos innecesarios, tan sólo un pequeño análisis para que estemos más formados a la hora de tratar con diferentes sujetos.

Empecemos por el tamaño: Pequeño, mediano, normal y grande. De once a veinte centímetros. Ahí lo dejo.

Si ya nos adentramos en fláccido o erecto, longitud y circunferencia, vamos a tener que sacar más de dos minutos.

Lo de la forma, es otro cantar. De lápiz, con curva, piramidal y champiñón.

Y si quieres saber cómo disfrutar mejor de estas apariencias tan familiares, te aconsejo que pruebes con la postura: L, el cinco, la cabalgata y el sacacorchos, respectivamente.

Y para rematar la jugada, están los de sangre, y los de carne. No os preocupéis, que ambos pueden competir de forma justa, aunque el de sangre tenga la ventaja de poder triplicar su tamaño.

Y si te pica la curiosidad y no encuentras una cinta métrica a mano. Decirte que el iPhone 4, mide 11,5 centímetros y el 12, 14,6 centímetros.

Así que la próxima vez que te saques, el móvil, en espacio público, asegúrate de tener lo último del mercado, por si de pronto el tamaño... importa.

30
Dolor

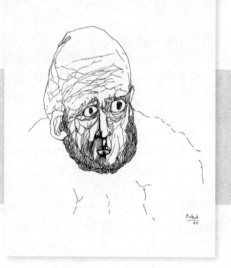

A veces el dolor dura dos tiempos,
y ya es demasiado.

31
El capazo

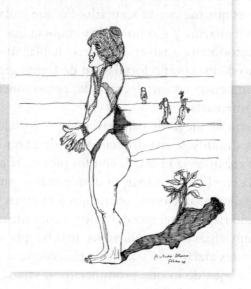

L levo unas cuantas décadas trabajando mi cuerpo sin darme cuenta. Mis músculos marcados, mi piel tersa, mi elasticidad fluida, mi coordinación constante. Estaba dentro de mis rutinas, mis costumbres, mi educación y disciplina.

A esto se le llama baile, y el baile, además de ser una de las actividades más terapéuticas que te puedas echar al cuerpo y a la cabeza, es una profesión. Y además también uno de los ejercicios más completos.

Ahora ya no bailo, creo hacerlo de vez en cuando en el salón de mi casa, y durante el confinamiento en la azotea de mis padres. Y cuando bailo, sonrío, y lloro al mismo tiempo. Es parte de esa emoción provocada sumada a mi propia emoción asentada, y se convierte en un volcán de emociones saludándose entre sí.

Antes bailaba en discotecas, y sudaba porque me encanta bailar donde sea. Ahora ya no hay discotecas, ni roces, ni sudores. Y lo recuerdo, añoro y reclamo a partes iguales, porque en la discoteca no me corrigen, ni tengo que crear bien los movimientos. Y por suerte, seguimos ejercitando el cuerpo.

Ahora, unas décadas más tarde, no bailo. Eso creo que ya lo he dicho. Pero es que me cuesta aceptarlo. Porque bailar, bailaré toda mi vida, soy bailarina y eso no es una etiqueta que se borre fácilmente. Con todo este análisis, no quería hablar ni de baile, ni de sudores, sino de mi cuerpo fortalecido de forma gratuita por algo que hacía sin pensar en fortalecer nada, como mucho mi alma, o más bien alimentarla.

Y aquí, en este juego de palabras, cuerpo, fortaleza y alimento se unen. Se alistan y se manifiestan a pie de playa. Ahí donde se supone que rozamos la libertad, con los pies en la arena, y la mirada perdida en el infinito mar, es donde más expuestos estamos, entre críticas, comparaciones, complejos y cuerpos no aceptados.

Y cada año hay más terapia del amor, y más filtros de la perfección. Y cuantos más filtros pongamos, más terapia necesitamos. Y ahora que todos alzamos la voz hacia el acéptate como eres, estamos bastante lejos de lo que pronunciamos, cuando miramos de arriba abajo estrías, celulitis, barrigas y cuerpos no marcados.

No nos las demos de mente abierta, para aparentar, si aún no hemos aceptado ni nuestros propios cambios.

Por eso yo aquí, la bailarina que ya no baila, que no reconoce sus músculos, donde la piel tersa se está disipando, tengo que hacer un Meeting o Zoom o lo que se lleve ahora, con mis estrías, celulitis y unos nuevos invitados, para llevarlos en mi capazo del orgullo a esa playa donde somos vulnerables a los cambios, donde vemos nuestros fallos saltando y jugando, donde deberíamos aplaudirnos por ser tan valientes, pues tras un duro invierno confinados, nos estamos exponiendo, blancos y fláccidos, ante cientos de desconocidos, empezando por nosotros, para decir: Hola, ya llegó, el verano.

32
Algo falla

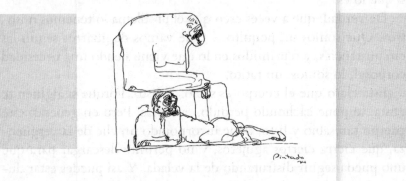

Yo, me llamo Diana Pintado, y... Cago. Cago bien. Cago todos los días.

Yo me levanto y según bostezo ya puedo ir a cagar.

Y eso mola, empiezas bien el día. Y si al primer bostezo no me da, me tomo un vaso de agua, y cago. Pero de esto se habla poco. De lo de cagar. Que a veces también pasa con lo de follar, que precisamente son dos cosas muy íntimas y muy necesarias. Sanas, y de hacer mucho bien. Unas huelen más que otras, y son ruidosas y gustosas. De hacer, digo.

Pero volviendo a lo de cagar. Y a follar. ¿No os parece curioso, lo abiertos, que estamos para tener sexo, y que luego nos dé apuro después de un buen polvo, con todo bien al aire, sudores y gemidos incorporados, meternos en el baño, incluso con puerta cerrada, y hacer de vientre, como diría mi abuela? Lo que viene siendo lo que hace todo ser humano. Más menos, mejor o peor, pero cagar, se caga.

Lo de meter el dedo en el culo no es un problema. Lo de bajar a relamer las partes íntimas después de un largo día de trabajo, no es un problema. Lo de hacer el pino, romperte las ingles, el perro, y azotarnos, no es un problema. Pero tirarse un pedo y cagar, sí, sí que lo es.

De verdad, que a veces creo que el problema lo tenemos nosotros. Que somos un poquito… Que vamos de guarros según las circunstancias, y reprimidos en lo que viene siendo una necesidad corporal, lo somos, un ratito.

Está claro que el cuerpo es sabio. Y listo. Porque si alguien te gusta, te pone cachondo perdido, eyaculas. Pero en general, este cuerpo tan sabio y listo, tiene incorporado un clic de la vergüenza, que cierra ciertos agujeros, y no permite descargar para que uno pueda seguir disfrutando de la velada. Y así puedes estar durante horas y días, si tu velada se alargó todo el fin de semana, sin cagar.

Y es cuando piensas, ¿de verdad me merece la pena?

Tenemos ese extraño juicio de pensar que el enamorado que tenemos al lado, es tan perfecto, que no caga. Y el hecho de cagar, lo vamos incorporando en la relación según vamos bajando de la nube. Y cuando ya llevas unos meses creando realidades, lo de cagar se puede hacer hasta con la puerta abierta. Porque la vergüenza se suaviza, y nos volvemos más humanos y menos gilipollas.

Nos da más respeto sacar a nuestro perro a pasear para que cague, que darnos a nosotros la libertad de comentarlo y hacerlo.

Y eso que a nuestro perro además de darle un paseo, mostrarle los alrededores, y observarlo cuando lo hace, nos acercamos para asegurarnos, observamos qué tipo de heces ha hecho para controlar su dieta, y además, con toda nuestra buena fe, la recogemos.

Está claro que aquí, algo falla.

«Perdona, llego tarde, que estaba cagando».

«¿Te importa si voy al baño y tardo un poco que voy a cagar?»

Es como si el sólo hecho de imaginarnos cagando, llevara incorporada una desilusión inmediata.

Lo que está claro, es que sí, algo falla, y quizá en nuestra primera cita, además de preguntas básicas como si ha olvidado a su ex, tiene trabajo y si le gusta cocinar, podíamos también preguntar si es más de Titanic, serpiente, el ave, el flotador, el fantasma, la explosión, el submarino, el salpicadero, o el parto.

Así, si sabe por dónde van los tiros, podemos entablar otro tipo de confianza, que yo creo que es incluso más cómoda que plantarte en bolas delante de un desconocido y darle la satisfacción de excitarse cuando lo único que quiere es… descargarse.

33
La etiqueta

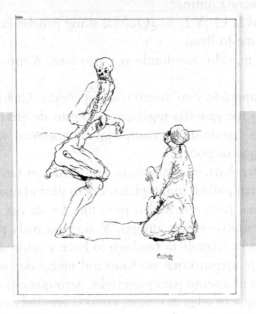

No, es que no me va a quedar como a ti. Qué va, soy muy bajita para eso.

Uy, con las caderas que yo tengo. Estoy muy blanca y no me favorece.

El confinamiento me la ha jugado.

Ya vendré más adelante que pierda esto de aquí. Con este pecho no me va a entrar.

¿A ver qué dice mi marido? Nada, no le gusta. Esto, ¿cuándo me lo pongo?

Es que vivo en el norte.

Es que vivo en el sur.

Es que mañana vuelvo a mi casa y allí esto no se lleva.

¿Y cómo lo combino?

Yo quiero como el tuyo, tu misma talla. ¿Y tus sandalias las vendes?

¿No lo tienes igual, pero en vestido? Es que es muy caro.

¿Dónde lo fabricas?

Me doy una vuelta y lo pienso.

¿Tienes tienda online?

¿Me sacas la L? ¿Y la S? ¿Qué tal si me pruebo la M también? Al final no me lo llevo.

Dice mi marido que dónde voy con esto. A mis amigas no le gustan.

Cuánto aprendo con vosotras compañeras. Cuánto me enseñáis y cómo me gustaría regalaros un ratito de estar en mi posición y daros cuenta de los complejos innecesarios y las etiquetas inventadas que os ponéis.

Ni eres tan baja, ni tan alta, ni tan gorda, ni tan flaca, ni tan morena, ni tan pálida, ni tan plana, ni tan pechugona. Y a tu marido, perdona, pero que le den por culo. Lo de tus amigas, pues habrá que estudiar si son amigas. Y no pasa nada porque lo fabrique en India. Amancio también lo hace y no le decís nada. Y no es caro, te aseguro que no hago mil piezas de cada. Y ya encontrarás un momento para ponértelo, pero que eso no te impida comprar lo que te salga del coño, tanto si eres del norte, del sur o del este. Y si te quieres dar una vuelta y pensártelo, yo, feliz. Y si te quieres probar mil tallas e irte, más feliz todavía, porque dedicaste un ratito de tu tiempo a entablar amistad con mis diseños, acercarte a ellos y sentirlos. No es cuestión de vender, sino de conocernos. Y algún día, caerás. Y si no caes, pues me recordarás. Pero a lo que sí te invito, es a quitarte todas esas paranoias que te has inventado etiquetándote gratuitamente y creyéndote de antemano que como a mí no te quedará. Por supuesto que no porque yo soy yo y tú eres tú, y a mí me la suda bastante todo, y me pongo una prenda para decorarme y posicionarme. Así que la próxima vez que te vayas de compras, no te tires piedras. No te mereces ese daño gratuito. Deja de pensar cosas que no eres, y disfrútate.

Decorándote, posicionándote, pero sobre todo, AMÁNDOTE.

34

Hazte un favor

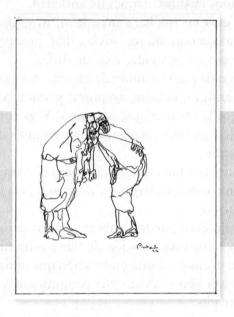

El proceso de aprendizaje para aprender, es el conocimiento. Y nunca entenderás, superarás y/o perdonarás algo que no sabes.

Si no me lo explicas, no lo entiendo. Si no me lo desarrollas, no lo asimilo. Si no me dices la verdad, no avanzo.

Tres años me ha costado superar una relación, y aunque algunos me llamaban loca, yo lo llamo proceso del ser humano. Y aunque muchos hablaron, yo lo llamo perder el tiempo. Y aunque muchos se callaron, yo lo llamo, no ayudar.

Ayudar es gratuito, palabra que me gusta bastante porque hay muchas cosas gratis en esta vida, dadas y que puedes dar. Una de ellas es la comunicación. Cuando tú no superas algo, es porque no lo entiendes. Por lo tanto, no puedes trabajar con el conflicto, porque no sabes cuál es. Y si la persona que te lo ha provocado te lo diera más masticado, nos ahorraríamos noches de llanto, tardes de terapia y unos cuantos ataques de ansiedad.

Hablar de esto no me hace más débil, ni siquiera más fuerte, pero si hablando ayudo, no me voy a callar, porque de algo sí que no me arrepiento en esta vida, y es, de nada.

Agradezco cada puto segundo de mi vida. Grandiosamente rica en vivencias, amigos, familia, aventuras y amor. Mucho amor. Y lo mejor, es que si no arriesgas, no ganas. Y ya con el solo hecho de arriesgar, has ganado confianza y un poquito de vértigo, que da mucho gustillo.

Las relaciones son tan esporádicas como el enamoramiento. Lo que las hace más o menos largas en el tiempo es la lucha, el respeto y la admiración.

El enamoramiento puede aparecer al poco tiempo de conocer a la persona, y tiene una duración de seis a ocho meses.

En cambio, el amor, es una motivación que tarda en aparecer, y tiene más que ver con el afecto y la comunicación. Eso que también tengo tatuado.

En el enamoramiento idealizamos, los conflictos nos unen, haríamos lo que fuera por esa persona, queremos pasar con ella todo el tiempo y nos crea alegría, felicidad, energía, euforia, insomnio, pérdida de apetito, temblores, y aumento de la frecuencia cardíaca.

Así que si pretendes mantener esto durante años, prepárate.

Te aseguro que mis padres después de cincuenta años juntos, este ritmo no podrían mantenerlo si quieren seguir vivos.

Pero bueno, de enamoramientos ya sabemos mucho, o no.

Lo que vengo a recordar por aquí, a ti que, a lo mejor ya no te mola tu pareja, estás aburrido, o aburrida, te pone otra persona, quieres echar un polvo fuera o quieres recorrer medio mundo a tu puta bola y cambiar de vida, lo único que te pido, es que me lo digas. Y yo, soy todas y todos. Así que, si escuchas este mensaje, y recuerdas que una vez te enamoraste, no me hagas perder años de terapia, que la cosa no está para gastar, y déjamelo todo bien clarito. Así no pierdes una pareja, ganas un amigo, un buen puñado de calma, y continuar tu camino con la cabeza bien alta, porque fuiste sincero, honrado, y como para plantar cara hay que tener huevos, también te diría, para que también veas el lado positivo, que hasta eres un poquito... VALIENTE.

35
Con vida propia

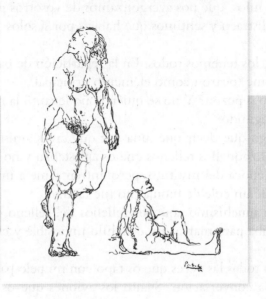

¡Con todo lo que hemos vivido juntos!
Y todavía con esta relación de tira y afloja...
Al principio ni me había dado cuenta de que existíais, y mira que os he necesitado siempre, o más bien he intimado con vosotros desde que nací, pero no había sido consciente de vuestra presencia. Ha sido como algo que te viene dado.

Con el tiempo, al sentir vuestra importancia, no os creáis que entablamos amistad rápidamente. Es más, no me apetecía mucho que me plantarais cara. Así que os apartaba amablemente de mi vida, para que no me quitarais protagonismo.

Según dónde estuviera, os daba más o menos libertad.

En Valladolid, estabais completamente encerrados. En cambio, en Ibiza la libertad era absoluta. Ni una queja.

Bueno, recuerdo una vez, con unos veinte años, en el supermercado, que alguien se cruzó y dijo en voz alta: «Tienes frío, ¿eh?».

Pero, precisamente, haga frío o calor, siempre os posicionáis. Benditos míos, que nos avergonzamos de vosotros porque las miradas se distraen y sentimos que habláis por sí solos. Protagonistas absolutos.

Tener, los tenemos todos. En la repartición de partes del cuerpo, a mí me tocaron como elemento principal.

¿Pecho o pezón? Y no sé quién coño levantó la mano, que me tocó lo segundo.

Y tengo que decir que, una vez que creas amistad, bienvenidos. Siento aquellos rellenos que os aplastaban y no podíais respirar en la época del instituto, pero enfrentarme a una clase mixta después de un cole de monjas no fue fácil.

Siento muchísimo aquellos rellenos del relleno que os subían hacia arriba para marcar un canalillo imposible y creer estar más sexy.

Siento todas las veces que os tapo con mi pelo para que no entréis en la conversación. Siento los aviones que os congelan. Sé que no os hace bien tanto frío y estáis a punto de escapar por la camiseta, pero, no hay nada que hacer.

Así que en esta lucha de presentaros o no a este mundo libre, dicen, os voy a dar libertad. En verdad llevo años dándoosla, pero ahora alzo la bandera para que os podáis unir con vuestros amigos, y os reconozcáis por la calle como parte orgullosa del cuerpo humano.

Os dejo que disfrutéis del caminar, de correr, de un escote, de una transparencia... Que seáis lo que queráis ser, y que a pesar de todas esas miradas que bajan a veros, sonriáis, porque no hay mayor belleza que estar presente, y si llamáis la atención, será porque sois, como poco, especiales.

Y a mucha honra, diferentes.

Así que si a ti te molestan mis pezones, pero en verdad es porque el hecho de ver un pezón, no sé, debe ser que te excita, la culpa no es mía. Hazte un curso de controlar ciertas erecciones, y déjame a mí vivir con mi cuerpo libre. Bastante es que no camino desnuda.

Pero si decido ponerme un sujetador, será porque quiero mantener mis senos en alza. Y si decido ponerme un relleno, será porque decido marcar volumen. Pero si decido no ponerme ni sujetador ni relleno, porque me sale, básicamente, del coño, no me mires como si fuera una guarra o desvergonzada. Te recuerdo que tú también los tienes, seas hombre o mujer.

Y que ser y dejar ser es un buen comienzo para que me mires con el respeto que te gustaría que te miraran a ti, con o sin ellos.

36
Tiempo

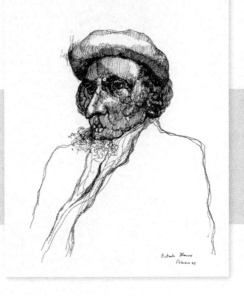

Estoy engullida en el pasado,
imaginándome un oscuro futuro,
sin vivir el presente.

37
Yo sí la tengo, y mucha

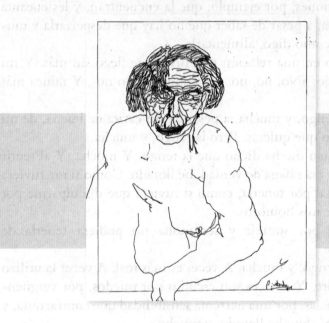

Y o sí la tengo, y mucha.
No sé cuándo fue la primera vez que la vimos. Habrá que preguntar a mis padres que lo recordarán mejor.

En niños es bastante común, porque no la esconden y uno cuando la ve se ríe. Y ahí es cuando nos damos cuenta de la presión que tenemos como adultos porque no somos libres de mostrarla. Estamos obligados a esconderla.

¿Cuándo se hace adulto uno para la sociedad? ¿Para no mostrar?

La libertad de expresión con risas aseguradas del que te observa la tienes, ¿cinco años?

Si que es verdad que con los años aprendes a llevarla, apaciguarla, no alimentarla mucho, sacarla cuando debes si tienes un argumento. No mostrarla porque sí.

Yo sí la tengo, y mucha, porque viene en mis genes, porque soy castellana, porque reivindico, por sensible, por estúpida quizá. No sé, pero la tengo. Y no sale siempre. Depende con quién.

Hay relaciones, por ejemplo, que la encuentran, y les encanta jugar con ella, a pesar de saber que no hay que despertarla y mucho menos, como digo, alimentarla.

Recuerdo en una relación que tuve, que llegó sin más. Y mi pareja me dijo: «No, no, no, no, conmigo eso no». Y nunca más salió.

Yo sí la tengo, y mucha, a pesar de mi carita de buena, de mi sonrisa, mi lo que quieras. Pero la tengo, y mucha.

Hoy alguien me ha dicho que la tengo. Y mucha. Y al sentir ese ataque, o esa ráfaga de verdad, he llorado. Como si me tuviera que sentir mal por tenerla, como si tuviera que disculparme por llevarla sobre mis hombros.

Como si por sonreír y ser mona no pudiera tenerla de acompañante.

Yo sí la tengo, y mucha. A veces es más real. A veces la utilizo de puta madre. Y a veces son escudos por miedos, por vergüenza, por carencias, por una extrema sensibilidad que contrarresta, y por eso, quizá, hoy he llorado, y mucho.

Porque como me dijo una vez, otra pareja, soy muy demandante. Y quizá lo único que uno pide es que estén, sin alimentar nada que altere los días.

Yo sí la tengo, y mucha. Esa mala leche que me caracteriza, esa mala hostia que a veces me hace saltar a la primera, ese carácter tan mío, que a veces, sólo tienes que dejarme. O a veces, sólo tienes que abrazarme. Pero, sobre todo, lo que hay que hacer cuando esto pase, es mirar a los ojos y ver que en tanto carácter hay más cosas. Y muchas.

38
Medallas sin brillar

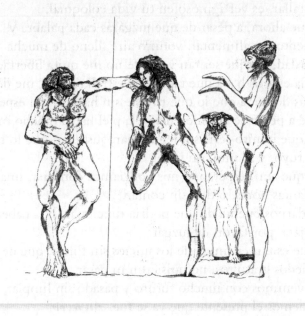

Y en la oscuridad de la noche, y entre tanto pronunciar,
me doy cuenta de que extraño tu presencia sin igual.
Imperfecto en la distancia, desgarbado en total, no puedo
domarte, porque me tienes sin más.
Y aunque cambiaría mil cosas, y otras tantas sin preguntar,
me doy cuenta de que va más allá de la libertad.
Y cayendo el oscuro, y sabiendo que no entenderás, me
desnudo frente a Saturno, creyendo que mirarás.
A pesar de la distancia y las diferencias más allá, la cabeza
es traicionera y aquí sigues, sin rechistar.

Como tatuajes helados, pintados sin mirar, que se quedan
para siempre, o para unos días sin más.
Y aunque tu rechazo lo llevo sin ir más allá, cada día me
dan espasmos, por no ser la que elegirás. A pesar de tu
deseo, y de saber que es lo que querrás.
Tu miedo hacia lo desconocido y lo que se pronuncia sin
batallar, es vertiginoso en tu vida coloquial.
Así que ahora, a pesar de que juzgarás cada palabra y
aliento sin alimentar, vomito aire, lleno de mucha
verdad, porque ser tan valiente no me quita libertad.
Y toda esta fachada que tapa cada estrella fugaz, me deja
más desnuda que lo que tuviste sin hacerlo tan especial.
Y que a pesar de las diferencias, la piel habla mucho más.
Y qué bonito sería sin leguas para justiciar, que lo tuyo
es tuyo, y lo mío, mi igual.
Pero que aun respetando nos podríamos confinar, unas
cuantas horas, o días sin contar.
Para darnos cuenta de que podría funcionar, si la cabeza
dejara, por favor, de juzgar.
Porque es tan enemiga de los juicios sin filtrar, que de los
miedos gratuitos, no quisieron ni pasar.
Pero venimos con mucho futuro y pasado sin limpiar, y
jodemos el presente que ya se fue. *Au revoir.*
Y ahora, con mi piel salada y mi pelo sin cepillar, siento
que la libertad es tiempo, y el tiempo, simplemente
estar.
Un poquito más presente, y mucho menos juzgar. Y fluir
con las horas, como si no hubiera ni una más.
Y ahora que a Saturno le he enseñado toda mi verdad, tú
no sabrás que eres tú, porque mis palabras juegan sin
más. Y podrían ser para muchos, que me robaron más
allá, un corazón abierto, y una piel virginal.
Y ahora que no te sientes el único, dime con sinceridad:
¿Cómo llevas el engaño con tanta dignidad?
Y qué dañado ese ego que te hizo pensar que te hablaba a
ti, pero que hay muchos más.

Hazte ver que hacer daño es individual. Y que es muy
común en esta puta sociedad.

Y sin dar nombres ni fechas, podrías ser uno más, de esta
lista de amores que me robaron sin alarmar. Ya que más
de uno se podría *medallar*, por haber conseguido, lo que
NUNCA tendrá.

39

Si yo sé que me miras.
Mirar, me miras

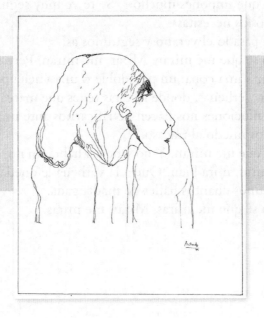

Si yo sé que me miran. Mirar, me miran. Y ahora me doy cuenta, porque yo miro más. Y me corto menos. Y me giro, y mantengo la mirada. Y piso más firme, y tiembla el suelo.

Si yo sé que me miran. Mirar, me miran. Y a veces me sonríen, me hablan. Parece que me tontean.

Hay días que más. Días que menos. Días que nada. Días que todo. No, días que todo no, de esos no.

Si yo sé que me miran. Mirar me miran. Y a veces me miro yo misma sorprendida por cómo me miran. Y dudo si me he vestido. Pero no, voy con todo. Más o menos provocativa, pero vestida voy.

Si yo sé que me miran. Mirar, me miran Y sí, voy con muchas transparencias, o marcando culo, pezones, tobillos, porque los tengo, y para eso los marco y enseño. Y porque sé que me miran, aunque eso me da bastante igual. Porque miran, pero...

Volvemos a lo de siempre:

«No, es que impones mucho». «Se te ve muy segura».

«Que no los necesitas».

Y sí, ha pasado el verano y seguimos así.

Sí, si yo sé que me miran. Mirar, me miran. Pero se puede hablar, invitar a una copa, un pasodoble o una vuelta por el pueblo, como en las verbenas, donde ni estas redes que marcan espacios, y congelan emociones nos hacen petrificarnos ante una mujer porque tenemos miedo al fracaso.

Si yo sé que me miran. Y no saben si habrá un no, o un sí. Pero chico, si miras, mira bien. Que a la verbena le quedan horas, y al pasodoble unos cuantos bailes de madrugada.

Sí, si yo sé que me miras. Mirar, me miras.

40
Tú fuiste

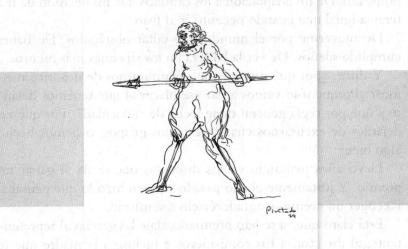

Una vez alguien me dijo que pensaba que yo era de *selfies*. Y que le había sorprendido. No sé si era un cumplido.
Ayer un compañero de curro me preguntó que si estaba enamorada, que me lo notaba, que me conocía.

A veces me sorprende la capacidad que tenemos de creer que conocemos a alguien cuando no sabemos ni cómo somos nosotros mismos.

Le contesté que sí, y me miraba con ojos entre felicidad y recelo. No sé tampoco qué significaba. Hasta que le dije que estaba enamorada de la vida. Y se río. Así que me corté cuando quise decirle que también estaba enamorada de mí.

Tenemos la destreza de enamorarnos de otras personas, y es bonito, tierno, halagador, pero si nos enamoramos de nosotros mismos seríamos unos egocéntricos. O mucho peor, narcisistas.

Hay muchas formas de amar, y también muchas formas de amarnos.

Sí, yo podría deciros que estoy enamorada. De mí, ¿por qué no?

De la valentía de vivir. De levantarme cada mañana con un propósito. De mi adaptación a los cambios. De mi decisión de ir a terapia igual que cuando necesito ir al fisio.

De moverme por el mundo. De saltar obstáculos. De haber cumplido sueños. De ver la belleza en los rincones más oscuros.

Y dime, ¿por qué no podemos enamorarnos de nosotros mismos? ¿Porque sólo vamos a dar ese placer al que tenemos delante y que por regla general tiene fecha de caducidad? ¿Por qué no dejamos de excusarnos cuando estamos guapos, o hemos hecho algo bien?

Llevo años pensando en los discursos que se da al ganar un premio. Y justamente el año pasado alguien hizo lo que pensaba: Recoger un premio y agradecérselo a sí mismo.

Está claro que, si te han premiado, dale las gracias al representante, al director, a tus compañeros e incluso a la madre que te parió. Pero tú, premiada, ¡te olvidaste de nombrarte! Y tú fuiste la que te levantaste nerviosa para mostrar un personaje que tenías que salvar en una sala fría, dándote la réplica no sé quién coño que había ahí. Tú fuiste la que esperaste durante meses a que te volvieran a llamar para una segunda prueba. Tú fuiste la que casi a las puertas de conseguirlo te dijeron que estaban entre tú y una cara conocida. Tú fuiste la que dabas todo por perdido y empezaste a trabajar en un bar de copas de La Latina. Tú fuiste la que lloraste y hablaste con tu ego cuando te dijeron que eras la elegida porque la otra tenía otros compromisos. Tú fuiste la que pasó la noche sudando hasta que te recogieron en casa a las cinco de la mañana para hacer una escena de sexo con alguien que no conocías y tenías los primeros pinchazos de la regla. Tú fuiste la que encaraste el personaje entre retos y miedos durante tres meses de rodaje.

Tú fuiste la que una vez terminado este sueño cumplido tuviste que volver al bar de copas porque no había nada más a la vista. Y tú fuiste la que te buscaste la vida por un puto vestido para la gala porque aún no eras lo suficientemente conocida para que alguna firma te prestara algo.

Así que ahora que estás ahí, con el mazacote en la mano, y miles de espectadores esperando el mismo discurso de siempre, date un abrazo, mírate y grita a los cuatro vientos: GRACIAS.

Porque pude llegar hasta aquí con mi talento agarrado muy fuerte para mostrarlo, amarlo y devorarlo.

Así que si me debates que enamorarnos de nosotros mismos es de querer ser Narciso, sí, tienes toda la razón, y hay que tener cuidado, pero todo en su justa medida, te da más fuerza y caminas con la cabeza un poquito más alta.

41

Tan lejos, tan cerca

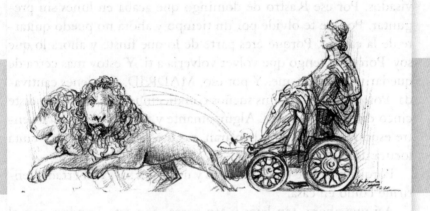

Hay algo que me engancha, que te extraño cada día por esas calles empedradas. Las caminatas de sube y baja, con esa familiaridad que me atrapa.

Hay algo que me engancha en esas horas de vermut y esas cañas de madrugada. En ese no cerrarte en veinticuatro horas y ser libre cada día de la semana.

Hay algo que me engancha entre Lavapiés y Malasaña, pasando por Conde Duque, La Latina, Tirso y un poco de la sierra amada.

Hay algo que me engancha con esos bares de toda una vida, el Colacao, los churros y esa tortilla bien acompañada.

Por esos días de lluvia que cubre el sol sin decir nada. Por esos nuevos bares que decoran lo que fuiste. Por esos rincones escondidos para disfrutar de nuestros secretos. Por esos menús que decoran más que un apetito. Por esa Gran Vía desolada en la noche, Cibeles de madrugada, un paseo por el Retiro y un Prado que te deja sin habla.

Por el olor que tienes desde que te conocí, por esa aura de castizo imposible. Por esas azoteas tan bien puestas. Porque si salgo sola vuelvo con veinte. Por el teatro, los conciertos y los improvisados. Por ese Rastro de domingo que acaba en lunes sin preguntar. Porque te olvidé por un tiempo y ahora no puedo quitarte de la cabeza. Porque eres parte de lo que fuiste y ahora lo que soy. Porque si tengo que volver volvería a ti. Y estoy más cerca de quedarme que de irme. Y por eso, MADRID, me tienes cautivada. Porque cumpliste mis sueños con diecinueve, porque me diste cinco diferentes hogares. Algún amante y maliciosas palabras, entre esquinas que, si ellas hablaran, no me reconocería entre tanta locura derramada.

Porque me diste bailes, amigos y una gran base: Libertad y sentirme como en casa.

Así que ahora, tan lejos y tan cerca, con este Londres con el que te engaño de forma premeditada, sólo espero tu llamada, para volver y quedarme, entre amigos y alguna cita deseada.

42
Lágrimas

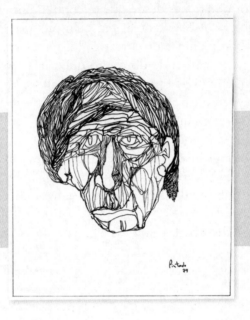

Unas descaradas lágrimas caen por mis mejillas
sin preguntarme si hay sitio para ellas.

Aparecen como una lluvia inesperada, sabiendo
que resbalarán silenciosamente y se esconderán
entre los poros dejando mi piel seca
y a manchurrones de palabras truncadas.

43

A callarse

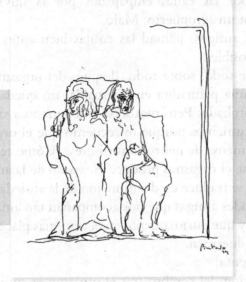

Por si teníais un ápice de duda, os lo voy a decir: No toméis decisiones después de un orgasmo.

Completamente prohibido.

En ese momento juraríais amor eterno, hijos, cambiaros de país y no sé cuántas cosas más que os las voy a dejar en vuestro momento íntimo que tampoco quiero machacaros. Pero... Decisiones importantes con orgasmo a flor de piel... No. No y no. Es de primero de educación sexual. Y de segundo de no te jodas la vida, que en cuanto te tomes la ducha fría se te va a pasar. No me lo niegues.

¿A cuántos de vosotros el hostiazo de después les ha hecho mella? Pues claro.

En luna llena tampoco hay que ser muy drástico. Ni con cuatro copas de vino. Y podríamos sumar algún escenario más para ayudaros a bajar un poco ese subidón de azúcar que dan ciertas escenografías.

Puesta de sol con piel salada y mojito en mano. Tampoco. Corriendo por las calles empapados por la lluvia. Negativo. Despedida en un aeropuerto. Malo.

No juréis amigos, pensad las cositas bien antes de montaros castillos imposibles.

Pero sobre todo, sobre todo, después del orgasmo, calladitos. Un abrazo, una palmadita en la espalda, un quedarse dormido. Todo eso, aprobado. Pero morderse la lengua va a salvarte de varios arrepentimientos porque te recuerdo que el orgasmo es una liberación inmensa de neurotransmisores. ¿Cómo te quedas?

¿Sabías que el orgasmo produce el reposo de la amígdala cerebral? Lo que se traduce en disminución de la ansiedad y el miedo. Esas dos grandes amigas que nos acompañan tan amablemente en nuestra vida y que curiosamente en el acto más placentero, sano y liberador, se duermen.

¡Hijas de puta!

La activación del cerebro tras el orgasmo es similar a una explosión porque se prolonga pocos minutos. Sin embargo, estos efectos se mantienen durante cierto tiempo y no tiene que ver con cuánto hemos disfrutado del sexo, sino de qué cantidad de neurotransmisores hayamos liberado.

(Esto lo he buscado en Google. Lo tiene todo).

Así que, lo que es la práctica, practicadla.

Lo que es la liberación, liberadla.

Lo que es sudar, ahí ya depende de la implicación en el asunto.

Pero tomar decisiones después del clímax, dejémoslo en un silencio, amigos.

Y la vida nos irá, mucho mejor.

44

Me gustaría saber

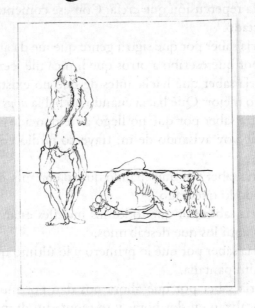

Me gustaría saber cuántas horas al día me pierdo en Instagram observando la vida de otra gente. Y lo puedo mirar, pero no quiero, porque entonces me daría cuenta de lo gilipollas que soy volcando mi cabeza hacia una mini pantalla, forzando mi cuello a una posición que ya tiene como suya, cargando mis hombros como si la vida no existiera. Porque lo único que estoy alimentando en mi cabeza es lo que no vivo.

Me gustaría saber por qué no hago uso de las redes de forma más inteligente; por qué no me pongo una alarma para decir basta. Hasta aquí. Ahora a otra cosa.

Me gustaría saber por qué a veces sueño más con personajes que no conozco, pero me creo parte de su vida porque me la sé de memoria, que con personajes imaginarios.

Me gustaría saber por qué no leo más y dejo volar mi imaginación más a menudo.

Me gustaría saber por qué me preocupa que el último post no haya tenido la repercusión que creía. Con ese comentario a pie de foto tan acertado.

Me gustaría saber por qué sigo a gente que me da absolutamente igual. O por qué escribo a otros que nunca me leerán.

Me gustaría saber qué hacía antes de que no existieran las redes. O mucho mejor: Qué hacía cuando no había *apps* en el móvil.

Me gustaría saber por qué no llego a tiempo a los sitios con la excusa de que voy avisando de mi trayecto tardío con mil mensajes y audios.

Me gustaría saber por qué cuando quedo con mis amigos quiero postear todo lo que hago.

Me gustaría saber por qué todos los móviles están en la mesa, si ya estamos aquí los que deseábamos.

Me gustaría saber por qué lo primero y lo último que veo en el día es esta mini pantalla.

Me gustaría saber por qué ahora nos dan por muertos cuando no nos localizan en dos horas y se monta un drama. Me gustaría saber por qué si no contesto a un mail, me escriben cinco WhatsApp y si no me hacen diez llamadas hasta que confirmo lo que sea que es tan urgente que haga.

Me gustaría saber por qué me siento perdida si desconecto el móvil veinticuatro horas para escucharme.

Me gustaría saber por qué se puede comenzar una relación y hasta cortar por WhatsApp.

Me gustaría saber por qué nos enfadamos cuando vemos un mensaje leído y no nos contestan, y dudamos si bloquearle dando por hecho que nos ignora, sin pensar que la gente tiene vida, o incluso se da tiempo para contestar.

Me gustaría saber si los que han cambiado el visto de azul a gris de verdad creen que no sabemos que lo han leído ya.

Me gustaría saber por qué empecé metiéndome a escribir a una amiga, acabé mirando la vida de siete personas más, cuatro vídeos musicales y me compré unas botas que no necesitaba.

Me gustaría saber por qué la vida de esa gente creo que es mejor que la mía, hasta que suben un vídeo llorando y me quedo más tranquila.

Me gustaría saber por qué la gente postea tan rápido que encontró al amor de su vida. Debería de haber un tope de amores en el mismo *feed*.

Me gustaría saber por qué si no tienes Instagram no existes. Me gustaría saber por qué me gusta tanto conocer a alguien que no lo tenga.

Me gustaría saber si todo esto te suena y has asentido. Me gustaría saber si a ti también te gustaría saberlo.

Y entonces darnos cuenta de que tenemos algo en común: UN GRAN PROBLEMA.

45
Papel y boli

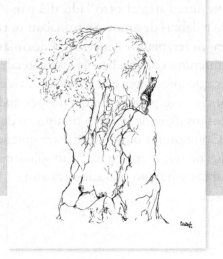

Me dijeron que escribiera. Que sana las heridas. Y yo siguiendo los pasos de poetas, poeta me creía. Y aunque he nacido en los '80 y pocas cartas a mano escribí. Unas cuantas se terciaron a ese amor que nunca escondí y que fue mi primer enamorado. Y al segundo, más intenso. Y con ganas mutuas de escritos. Intercambiamos como rompiendo el mito, de creernos shakesperianos y así puedo acumular unas cuantas cartas de amor de lo que fue un buen amado. Y con el tercero seguí los escritos. Puesto que era incluso más que los ya bendecidos. Y dejándome sin habla con tal fluidez, tuve que alejarme, demasiado, mire usted. Así que a los siguientes cayeron mails y mensajes de textos. De esos fríos y regalados. Y aquí en el siglo XXI donde dicen que hemos avanzado. Ya no hay quién se moje mostrando un corazón armado. Los versos son un WhatsApp y la respuesta dos clics, y como mucho un silencio, te bloqueo y fin. Y así, estando tan a mano la comunicación. Esa que no hay huevos ni para sonreír. Creedme que preferiría volver a aquella época donde se pensaba primero y se escribía de forma afín. Estudiando el papel y la pluma. Sellando el sobre para que algún caballero te hiciera llegar a golpe de trote una carta al otro lado del país. Y aún así, entre esos nervios de palabras de amor. Se tomaban su tiempo para contestar. Sin yoga, ni terapias ni Amazon. Y dormían y releían y con buenos pensamientos contestaban la carta recibida. Y con menos ansiedades que ahora, porque hablaban más a la cara, podían amarse a distancia. Y esperarse sin que los segundos marcaran.

Pero sigamos invirtiendo nuestro tiempo en dejarnos con la última palabra. Con ignorar o bloquear. Para que nos demos cuenta de que los siglos no nos dieron nada. Tan sólo una tecnología para enfriar las palabras y mucho más, nuestra alma.

46

El agujero

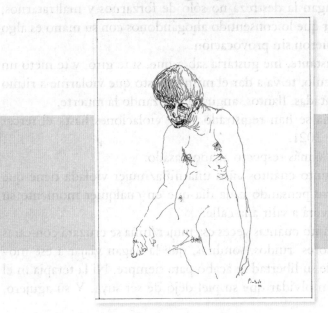

AGUJERO:

Abertura de forma más o menos redondeada que atraviesa algo de un lado a otro o que se forma en una superficie.

Un agujero puede ser traspasado, rellenado, tocado, rozado y/o violado.

Hay muchos tipos de agujeros, muchas formas y muchas posesiones de ellos.

El agujero u orificio de la uretra es por donde meamos. El agujero o ano es por donde cagamos.

El agujero u orificio vaginal es básicamente lo que nos sale del coño que rellenen, toquen y/o rocen.

VIOLACIÓN:

Delito que consiste en tener relaciones sexuales con una persona sin su consentimiento o con un consentimiento obtenido mediante la violencia o la amenaza.

Hay cierto poder en el hombre que más que rechazo, me hace bastante gracia: Que porque sientan que tienen más fuerza que nosotras tengan la destreza no sólo de forzarnos y maltratarnos, sino de creer que lo consentido ahogándonos con su mano es algo que consiguieron sin provocación.

En ese instante, me gustaría saber que, si te giro, y te meto un palo por el culo, te va a dar el mismo gusto que violarme a ritmo de gritos, patadas, llantos, angustia y rozando la muerte.

En España se han registrado 1601 violaciones hasta el tercer trimestre de 2021.

Un 30,6 % más respecto al año pasado.

Me pregunto cuántos años una niña/mujer violada tiene que recomponerse pensando cada día que en cualquier momento su violador volverá a salir a la calle.

Me pregunto cuántas veces esa mujer/niña se cruzará con caras similares, olores, ruidos, sombras, que la hagan viajar a ese momento donde su libertad se acabó para siempre. Ni la terapia ni el tiempo harán olvidar que su piel dejó de ser suya. Y su agujero, también.

Me pregunto hasta cuándo pasará esto. Hasta cuándo la noche es demasiado oscura para salir, la calle demasiado estrecha para pasar o la falda demasiado corta para provocar.

Me pregunto por qué si mi agujero es mío, tienes el poder de arrebatármelo, rellenándolo de odio, indiferencia, desigualdad y violando mi intimidad, creyendo que soy muñeca de trapo.

Me pregunto para qué sirven los dos, ocho, quince, veinte años de encarcelamiento si cuando salgas, quizá, lo vuelvas a hacer.

Y lo siento, por lo que voy a decir, pero me pregunto por qué no simplemente te encarcelan hasta que se cierren tus propios agujeros, empezando por el de la boca. Para que en el último suspiro de aire que te quede, sepas pedir perdón o mejor aún, dejar claro que fuiste el violador de mis sueños y un hijo de la gran puta.

Y quizá ahí tu última palabra pidiendo ayuda sea justamente la última que no entendiste.

NO.

47

Eres mi todo

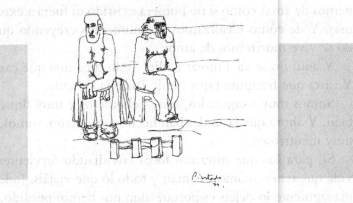

E res el amor de mi vida. Eres mi todo. Sin ti nada tiene sentido. Somos uno.

        Estuve toda la vida esperándote. No veo la vida sin ti. Por todo lo que nos queda por vivir. Hasta la muerte.

No, no voy a hablar de expresiones de amor. De todas las que escribimos en redes sociales para mostrar que lo hemos encontrado. El amor, digo.

Pero no, no voy a hablar de esto.

Donde quiero meter el dedo es en cuántos amores somos capaces de tener, amar, y creer que son el único amor. El verdadero.

Pero hubo otro, y seguramente otro nuevo está por llegar. Así que amor de mi vida sería más amor de mi ahora. Eres mi todo. Eres mi hoy. Sin ti nada tiene sentido. Lo tuvo, y te aseguro que lo tendrá. No veo la vida sin ti. Y sí, así somos.

Pero la seguirás viendo. Por todo lo que nos queda por vivir. O no.

Hasta la muerte, o hasta luego.

Y con esto no quiero hacer un análisis pesimista hacia la decadencia del amor y su fecha de caducidad. No, no. En el amor creo, y en la fecha también. Pero también creo en la capacidad que tenemos de amar como si no hubiera existido ni fuera a existir nadie más. Y de cómo idealizamos los momentos creyendo que si esto no se vive moriremos de amor.

Y aquí no se va a morir nadie. Te lo dice una que casi muere. Y mira qué fresquita estoy aquí. Todavía caliente.

Somos muy exagerados, muy peliculeros y muy flipados también. Y ahora que las redes han hecho tanto daño, somos, a veces, muy mentirosos.

Sí, para los que miramos fotos envidiando fervientemente la vida que tenéis, cómo os amáis y todo lo que viajáis. Joder, que al día siguiente lo dejéis es porque algo nos hemos perdido.

Que no te digo que tenga que ser una prensa rosa, pero sí podría ser o menos explícita o más real. La forma de exponer todo, digo, porque parece que lo único que queremos es forzar una sonrisa y una pose para postear la mejor foto idílica de pareja. Y claro, entre que habrá gente que no sabe si vomitar y otros que estarán a punto de cortarse las venas… ¡Haber sido más realista! De paso, ya que os da por mostrar la perfecta estampa, quizá también podríais escupir la perfecta verdad.

Esto es un llamamiento, sin más, a todas esas parejas que nos plasman su amor y felicidad eterna a la cara. A todas ellas: ¿Hola?

Intentad ser un poquito más realistas porfa, que para los que estamos al otro lado, como no nos pongamos un filtrito en las gafas, no vamos a poder nunca estar a vuestra altura. Esa altura que al parecer, no siempre existe.

48
El concurso

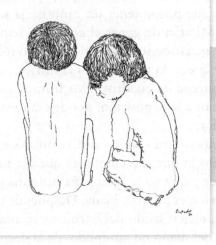

De pequeña gané muchos premios de pintura. Mis padres nos apuntaban cada mes de mayo al concurso de San Pedro Regalado, en Valladolid, donde cada año seleccionaban una zona diferente de la ciudad para pintar. El mismo día ibas por la mañana para coger tu bolsa de comida, bocata y Fanta, elegías la zona exacta y te plantabas con lo que sea que hubieras traído de casa. Caballete, pinturas...

Siempre obteníamos premios, mis hermanos, mi padre, obvio, y yo. Y era una emoción increíble que aún recuerdo, a pesar de que tenía cuatro, cinco, seis años.

159

Un año, como cada día de concurso, hice exactamente lo mismo que llevaba haciendo los tres años atrás. Me levantaba emocionada, me acercaba al punto de inscripciones, recogía el bocata y me situaba en la zona donde ya había elegido qué dibujar. Recuerdo que fue en el campo grande. Me coloqué a un lado del paseo, observando unos edificios con una línea arquitectónica increíble. Empecé a dibujar, y sentía que me costaba más que otros años.

Notaba que mi padre me observaba, que pintaba a la vez desde otro rincón, y su silencio hablaba, pero yo seguía con el respeto y admiración que puede tener un niño hacia su padre, y en este caso, pintor. Mi afán de ganar el concurso seguramente era más por el afán de ganarme su admiración. No lo recuerdo y nunca lo sabré a no ser que se lo pregunte a esa niña.

Llegó la entrega de cuadros. Nos fuimos a casa, nos pusimos guapos y fuimos a la exposición, donde esa misma tarde anunciaban los ganadores.

No sé si busqué mi cuadro con la misma excitación de años anteriores, pero lo que sí recuerdo es que era un edificio con árboles alrededor y que no le acompaña ninguna placa. Ni si quiera del segundo o tercer premio. Nada. Después de tres años consecutivos, mi ego, recién salido del horno, se reconoció como reflejo del fracaso, o del sueño no cumplido, de la decepción a un padre, de la vergüenza por no haber estado a la altura. No sé cuál. Pero a alguna que obviamente no llegué.

Observé mi cuadro como buscando respuesta. Mi padre estaba a mi lado, con ese sexto sentido que tienen los padres para protegernos cuando huelen el sufrimiento. «¿Qué ha pasado papi?», le pregunté.

«Que has dejado de mirar con los ojos de un niño», me respondió.

Nunca más volví a ganar un premio de pintura.

Hace un tiempo me topé con un chico del que silenciosamente me gustaría afirmar que me enamoré. Me enamoré de la necesidad de que me amen; de que me digan buenos días, cariño; de que me miren admirando algo que descubren de ti. Me enamoré del deseo de amar que tenía, más que de la persona, que seguramente no tenía ni puta idea de lo que mi cabeza puede dar de sí. Sobre todo, si lo único que ven es una cara bonita, rubia, con un cuerpo agradable y que, para no hacer el esfuerzo de conocerte, te plantan las etiquetas justas y necesarias para quedarse al otro lado del riesgo.

Esta persona, reflejo de muchas otras, me puso literalmente más de una vez su mano en mi pecho, apartando mi presencia de la suya por avistar que la niña que tengo dentro se asomaba en nuestra conversación.

Esa mano aún la siento, y esa fría distancia marcada entre su presencia y la mía, también.

No por los complejos, traumas o juicios innecesarios por quién sabe qué razón esta persona tenía, tiene o tendrá. Sino por la imposición que tuvo por silenciar una parte de mí.

Ser más o menos niña en determinados momentos de vulnerabilidad, de confianza, o incluso me atrevería a decir que de enamoramiento fugaz, no va a quitar fogosidad a mi desnudo, a la comida de polla o a la corrida en mi cara.

No sé qué puto problema tiene el ser humano en matar el niño que tenemos dentro. Si ese niño es más sabio y, sobre todo, libre, que el puñetero adulto en el que nos hemos convertido, lleno de juicios, prejuicios y miedos.

Con todo esto, no sólo voy a aclarar que no guardo rencor a nadie y que estoy enamorada de toda la persona que básicamente me comió el coño, principalmente porque los puedo contar, y porque de todos aprendí algo.

Lo que sí quiero aclarar, recordar, refrescar, impostar, es que no me importa no haber ganado el premio, si el edificio no estaba a la altura, a la que sea que debía de estar. Pero lo que no voy a firmar como perdedora es a abandonar mi mirada de niña porque esa forma de ver el mundo es la que me hace no sólo sonreír y bailar cada mañana, sino que me convierte en poderosamente libre. Porque un niño lo ve todo por primera vez, y nada lo juzga. Por eso yo me puedo enamorar tan rápido. Para agraciarte la vida, amigo. Gane el premio, o no.

49
Si fuéramos conscientes

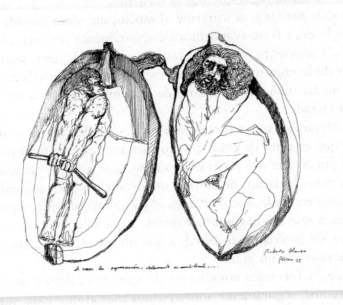

A veces la separación solamente es ambiental....

Este posiblemente sea el momento más duro que vaya a compartir. Y es que debo sincerarme, aún más. Y confesaros a la cara algo que no me he atrevido a decir hasta ahora.

Voy a morir.

Y aunque parezca que esto os ha tocado fondo, aún me queda algo más por decir.

Vosotros también vais a morir.

Y en este momento de piel de gallina, y las lágrimas asomándose por los ojos, cagándote en mí, seguramente, por el susto. Y en ti, por la sorpresa, cuando en realidad ya lo sabías.

Desde el mismo momento en que nacemos, sabemos que vamos a morir. Y aunque joda que hablemos de esto, porque creáis que rozo el pesimismo, en verdad me estoy agarrando a una verdad que deberíamos tener más presente cada día.

Y ya no sólo por el hostiazo de realidad sino por una infinidad de cosas que podríamos cambiar si este hecho lo tuviéramos grabadito en algún lugar que nos lo recuerde.

Si cada mañana, al mirarme al espejo, me viera tatuada en la frente la gran frase «vas a morir», seguramente me iría a la ducha más sonriente, no discutiría con mi novio, desayunaría en el bar de la esquina, llamaría a mis padres. Me tomaría un cóctel a media mañana, cambiaría de trabajo, me cogería un avión improvisando...

Si fuéramos conscientes de que cada segundo de vida es un regalo; que estamos de paso; que nos han metido en un juego e incluso puede que nos estén observando; que nada es casualidad y que a veces le damos demasiada importancia a unos segundos de semáforo en verde, a mancharnos el pantalón con vino, a pisar un charco, a que nos cague una paloma, a que lleguen tarde, a quedarnos sin batería en el móvil, a que no nos den la razón, a que nos haya salido un grano.

Que, si fuéramos conscientes de que en cualquier momento moriremos, seguramente sonreiríamos más al que pasa, jugaríamos más con la ropa, cogeríamos diferentes caminos para volver a casa, elegiríamos qué hacer y dónde. Nos iríamos a la cama sin estar enfadados, no daríamos un portazo al irnos de casa, te abrazaría más al despertar.

Si fuéramos conscientes de que hay gente que se va durmiendo, comiendo, cruzando la calle, volando, en tren, por las escaleras, por la edad, la depresión, un cáncer, un ictus, por una espina del pescado. Por una paliza, por soledad, por cobardía...

Si fuéramos conscientes de que la muerte es el hermano de la vida, iríamos agarrados de su mano para aceptarla, y celebrarla como parte de este juego llamado vida, en el que desgraciadamente nadie, absolutamente nadie, tiene el mando.

50
Cómo me gustas

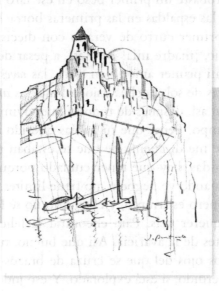

Buah, cómo me gustas. ¡Me cago en la puta, me gustas mucho!

A veces se me olvida lo que me gustas hasta que te huelo o hasta que te vivo. Cuando estoy lejos me olvido de que existes, tengo esa facilidad, excepto cuando te nombran, porque tienes el puto arte de que todo el mundo te ame, y ahí me doy cuenta de que sí, de que soy una suertuda.

Y lo que cuesta encontrar y tú lo tienes, es todo.

Si quiero irme a dar un paseo tranquila, ahí estas. Si quiero perderme, ahí estas. Si quiero fiesta, ahí estas. Para comer bien, también. Para irnos de copas, a meditar, a navegar, a pasar el día en familia, a reencontrarme con los amigos. A llorar, a disfrutar, a gozarla, a sufrir. Tienes esa belleza innata que siempre, siempre, estás. Sin quejarte, sin decir ni mu.

Siento que te hago sufrir a veces, que no te trato como debería. Y lo veo también en todo aquel que te alaba, pero como no te quejas, es lo que pasa, que das la mano y te cogen el brazo.

¿Recuerdas cuando estuve un tiempo que no te quería ver? Mira que me robaste mi primer beso en ese faro mirando el mar, y me cubriste las espaldas en las primeras borracheras. Y cuando conseguí mi primer curro de verano con diecisiete años dando clase de aeróbic, ¡madre mía! Aun así, a pesar de habernos vivido al límite, mi primer amor bien serio, las *raves*, los *afters*, mercadillos, puestas de sol, noches bajo la luna, las *timbaladas* hasta el amanecer. Aun así, después de todo lo que vivimos, me tuve que separar un tiempo. Pensé que tú habías querido todos esos cambios, hasta que me di cuenta de que te estaban manipulando. Y es que cuando das, hay que tener cuidado porque la avaricia del ser humano, cuando ve negocio, no tiene límites. Y el negocio es dinero, y el dinero es triunfo, y el triunfo no sé lo que trae. Pero seguramente querer más. Para encontrar la felicidad que estaba justamente antes de la avaricia. Así que bueno, tuve que volver a mirarte con los ojos del que se cruza de brazos porque, aunque no todo está perdido, sí está explotado. Y eso jode. Con lo bonito que es ser y dejar ser.

Recuerdo mi cabreo por aquellas casas que derrumbaron por poner una autopista, por adornar aquel virginal Kumharas con edificios alrededor. Por hacer que Pachá, que estaba a las afueras de Ibiza, fuera tan sólo un paseo fácil. Por hacer un parking más grande que la playa para llegar a esa Cala Salada donde me crie. Por sentirme incómoda en Punta Galera, por quitarme la ropa, cuando de siempre ha sido una playa nudista. Porque los domingos en las Salidas, con sus zonas no delimitadas, pero que marcaban estilos, se ha convertido en un desfile sin almas y una venta ambulante sin sentido.

Porque no había tantos atascos cuando nos escapábamos al norte, ni tanta tontería para tomarnos un mojito. Porque el DC10 era una casita sin más. Porque hacer autostop con cuatro años con mi madre marcó un antes y un después. Y ahora es un casi imposible, porque te llamarían *hippie* de la manera más despectiva. Cuando el *hippie* marcaba la libertad de vida, esa que te están quitando y les están echando. Porque había gente que caminaba descalza y era parte de su encanto. Porque vestíamos como queríamos sin llevar modas ni juicios. Y por eso, a veces me jode que no nos demos cuenta de todo lo que te hemos quitado y todo lo que te estamos construyendo fuera de tu estilo tan particular.

Pero aun así, a pesar de contaminarte, con fiestas imposibles, atascos interminables, cigarros aplastados en cada camino, árboles arrancados y edificios que duelen al mirar; a pesar de que se aprovechan de ti de abril a octubre y luego te abandonen sin decir adiós; aún así, gracias, porque me sigues dando ese olor que alimenta nada más pisarte. Porque me sigues dando esa libertad que siento cuando me pierdo al ir a casa por caminos oscuros oliéndote con esa frescura. Porque me sigues dando las mejores puestas de sol, la mejor agua, la mejor piedra energética, los mejores rincones para perderme y amarme. Porque me sigues dando mucha felicidad. Y por todo eso, mi querida Ibiza, no voy a abandonarte. Sólo espero que tu esencia no te la arrebaten, y sigamos disfrutando lo que nos diste, y lo que aún tienes por dar.

51
Volando voy

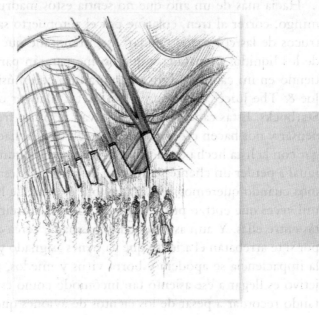

Y aquí, en el aeropuerto, viendo las vidas pasar, uno se pregunta si volamos, ¿a donde iríamos? Entre destinos deseados, miradas de incertidumbre y caras enmascaradas, controles interminables, formularios, test, geles, y aquí seguimos, saltando las rampas que nos pongan para sobrevivir ante lo que sea que ha aparecido.

Y nos han puesto un bozal, aunque lo llamen mascarilla. Y nos han vacunado para apoderarse de nosotros, aunque lo llamen salvación. Y si mañana nos tenemos que poner una planta en la cabeza lo haremos porque ya han visto que somos obedientes. Y nos hemos dado cuenta de que somos domables.

Y manchando mis manos de *croissant* de chocolate y llenando mi estómago con *chai latte*, sacio mi rabia contenida por esta libertad controlada, por esta vida que nos vendieron como nuestra, por esta crueldad disfrazada.

Hacía más de un año que no sentía estos madrugones de domingo, correr al tren, colarme por el aeropuerto sabiéndome los trucos de las colas más rápidas; asegurándome que llevo la bolsa de los líquidos preparada y que no me pararán para nada; debatiendo en mi cabeza si hoy toca un zumo con música *house* en el Joe & The Juice, un *porridge* en el Pret a Manger o un *chai* en el Starbucks. Estas cadenas que nos salvan el ritmo frenético del no pensar y nos hacen creer que la felicidad está en hacer colas y llegar con la lista hecha en la cabeza, porque un segundo de duda es igual a perder un cliente y un poco de paciencia, esa que no tenemos cuando queremos entrar al avión. A pesar de haber repetido mil veces que entran primero de la quince a la treinta y tú no estás entre ellas. Y aun así te quedas, pasmada, cerca del mostrador, por si te arrebatan el asiento que ya tienes asignado y pagado. Pero la impaciencia se apodera y borra virus y miedos, porque el objetivo es llegar a ese asiento tan incómodo como estrecho, intentando recordar a pesar de los cientos de aviones que cogiste, si la F era ventanilla o pasillo, porque lo único que quieres es dormir aplastada en la ventana y arrepintiéndote de nuevo por no haber recordado que Siberia se apodera de los aviones y no vas suficientemente abrigada. Y una vez roto el cuello, y la baba decorando tu barbilla, te preguntas por qué pediste el *chai* mediano, y por qué tanto deseo de ventanilla, ahora que no te contienes las ganas de mear y tienes que saltar dos bultos dormidos, más muertos que vivos, para ir y para volver. Y aquí la aventura no ha acabado.

Cuando crees estar en el quinto sueño, has cogido cariño al asiento e incluso el cristal no te parece tan frío en la cara, siempre vas a sentir la mano del de al lado, balanceando tu hombro, y darte cuenta que ambos están despiertos y se han unido a la azafata para decirte que el cinturón tiene que estar abrochado.

Y entre tanto circo, azafatas hablando, carritos vendiendo comida plastificada y alcohol como si no hubiera un mañana, llego a mi destino. Babeada y casi meada, añorando cuando viajaba sin tantas pruebas y códigos QR que me tienen completamente controlada. Y encarcelada. Y ya adaptados a esta nueva forma de viajar, y pagar, y pagar. No sabemos quién gana de todo esto, pero al menos, me tienen engañada y casi feliz, con esta falsa libertad planeada.

52
Los mejores

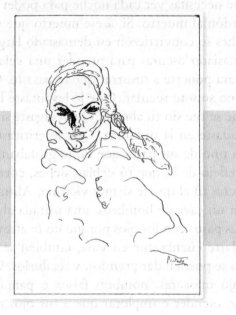

Todo el mundo habla bien de los muertos. Ya puedes haberte cagado en su puta madre que cuando mueren cambias de parecer y resulta que era la persona más amable y afín a ti que te habías encontrado nunca. Todo el mundo recuerda al muerto con una sonrisa, aunque esté llorando. Aunque no le haya importado su vida desde hace años, ese día, el de la noticia, lloras.

A los muertos se les entregan premios, se les nombra en las calles, en estatuas, en barcos. Se les adjudica un sitio donde ir a llorarles, donde pedirles perdón sin que nadie más los oiga. Ni siquiera el muerto.

Cuando mueres tu obra se revaloriza, y te conviertes de la noche a la mañana, en el mejor pintor de tu tiempo. En la mejor novelista, el mejor actor, la mejor madre, vecina, amante, suegro... Eres, con la diferencia de un suspiro, el mejor. De un suspiro de apagón, de una luz que se va. De una respiración que se ahoga, de un corazón sin latir. De una piel casi fría. De un fantasma que se queda, el que necesitas ver cada noche para poder perdonarte, pidiéndole perdón al muerto. Sí, a ese muerto que sólo ves tú porque tus noches se convirtieron en demasiado largas para pasarlas sola, en demasiado oscuras para prender una vela, en demasiado silenciosas para ponerte a susurrar que te pasaste. Que se te fue el freno. Que no supiste recular. Que le levantaste la voz más de la cuenta, o que se fue sin tu abrazo. Que colgaste sin decir te quiero. Que saludaste en la distancia. Que le criticaste, que juzgaste todos y cada uno de sus pasos que no te gustaban. Que quizá era tan sólo el reflejo de lo que tú debías, debes, corregir. Pero ahora, muerto, eres tú el que te sientes víctima. Alimentando tu victimismo con un caer de hombros, una mirada ahogada en pena, marcando tus pasos con los ojos porque no te atreves a alzar la cabeza. Para darte cuenta que en vida, también se puede ser bueno. También se pueden dar premios, y recibirlos. Que no hay que ocultarse bajo máscaras, nombres falsos o pantallas encerradas. Para insultar, ofender e implorar que a tus ojos tú eres el mejor crítico y que puedes machacar sin preguntarte cuál será el final.

Así que ahora que el muerto es más tuyo que suyo, alza la cabeza como cuando insultabas tras la pantalla, o a la cara, o a sus espaldas, baja los hombros y busca respirar el aire que te falta, para pedirte perdón por ser un cobarde y creer que las palabras no son tan poderosas como para matar almas. Así que ahora que te duele que te miren, que te juzguen sin preguntar, hazte ver que nunca te pregunté qué pensabas de mí. Y me lo dijiste sin tartamudear, creyendo que las palabras se esfuman y no te crean más allá. Por eso nunca sabremos por el preciso instante por el que está pasando una persona. Y quizá esa mirada, ese juicio, ese desprecio, puede tocar la última esperanza, de seguir ESTANDO.

53
Vergüenza

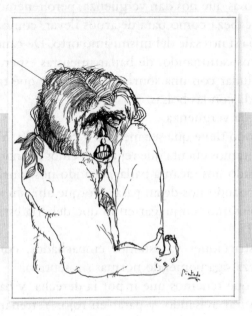

Nos da vergüenza.

Nos dan vergüenza muchas cosas. Demasiadas.

Nos avergonzamos de lo que pasa alrededor porque creemos que se está haciendo el ridículo.

Nos da vergüenza que alguien hable más alto de lo normal. Nos da vergüenza que vengan corriendo a abrazarnos. Que griten desde la otra acera para recordarnos cualquier tontería. Nos da vergüenza que canten, que bailen, que aparezcan con un abrigo muy vistoso, que pregunten al camarero demasiadas veces, que se emborrachen, que vayan al baño constantemente, que estén muy callados, que hablen sin parar.

Nos da vergüenza todo o casi todo, porque creemos que tenemos el control. Que lo que nosotros hacemos no va a avergonzar a nadie, que no molesta nuestra actitud, que somos casi perfectos. Nos da vergüenza, así sin más, sin pensar que estamos juzgando al otro, reprimiéndole, poniéndole barreras. Y nos da vergüenza porque a nosotros también nos gustaría hacer una o unas cuantas de esas cosas que nos dan vergüenza, pero tenemos demasiadas voces en la cabeza como para dejarnos llevar, como para salir un día en pijama si nos sale del mismísimo orto. De cantar si estamos con los cascos caminando, de bailar mientras espero la cola para pagar, de saludar con una sonrisa y preguntar qué tal va el día al que me ayuda con las bolsas.

Pero nos da vergüenza.

Porque todo tiene que ser medido y comedido. Y así nos va.

Si nos diéramos cuenta que rejuvenecemos cuando escuchamos música, cuando nos sacan a bailar, cuando nos sonríen en medio de la calle, cuando nos dejan pasar. Porque ahí, sin analizar, fluimos y no pensamos en juzgar en lo que debería estar bien, en lo que está mal.

Y de restricciones ya estamos empachados, como para que nuestra cabeza siga poniendo normas sin sentido.

Bastante que tenemos que ir por la derecha, y bajar por la izquierda. Y girar avisando, y parar en rojo. Y frenar, y apartar… Bastante control tenemos para que no surja el caos, pero para ser libres, no nos pongamos pancartas del nivel de libertad que debemos tener. Ahora no. Ahora justamente no.

Ahora ya bastante que nos clasificamos por el tipo de vacuna que tenemos, o si somos los que aún no quieren entrar en este nuevo sistema. Así que cada vez que queramos controlar a alguien, o nos sonrojemos, o nos demos la vuelta, pensemos antes si la vergüenza está tocando un ego mal gestionado, o si en verdad querríamos hacer eso mismo para dejar de ser lo que nos han impuesto, y olvidarnos sin vergüenza.

La verdad

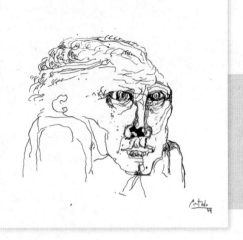

Ahora te toca a ti escribir en estas páginas en blanco que te regalo.

Dejar volar tu imaginación y plasmar tus miedos, ilusiones, traumas, amores, aventuras, lágrimas, metas, sueños, fracasos…

Ahora te toca a ti abrirte en canal para ti misma, para ti mismo. Como yo lo he hecho para mí.

Llegando a vosotros desde lo único que sí tenemos en común: alma.

Ahora te toca a ti sentirte vulnerable, dejar de exigirte. Relajarte, permitirte tus tiempos.

No tiene que ser hoy. Ni mañana. Hazlo cuando lo sientas. Y cuando lo hagas, cuéntame cómo llegaste hasta aquí. Empieza tu viaje.

Empieza tu verdad.

¿Cómo te sientes?

¿Qué cambiarías de tu vida?

#flacadegratis

Escribe a tu «yo» del pasado y del futuro.

Mírate al espejo.
Describe lo que ves, con mirada positiva.

Enumera lo que te gustaría hacer
y aquello que te impide hacerlo.
Te propongo un reto: HAZLO.

#flacadegratis

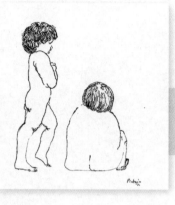

Gracias infinitas a la vida, que me permite seguir jugando.
Al arte, que me hace sobrellevar los días admirando la belleza de cada detalle que se
cruza con mi mirada. A la fortuna de la amistad, por darme amigos que cuento con los
dedos de mis manos, y me faltan. Porque la suerte me acompaña habiéndome cruzado
con los mejores, que me quieren, cuidan y guían. No os nombro porque sabéis los que
sois. Y sois muchos. Admirables. Sin vosotros no sería ni la sombra
de mi reflejo. Gracias por tanto.

A mis ex, porque sin ese amor y desamor no hubiese podido estar
donde sea que esté ahora. Porque me habéis amado y me habéis roto
el corazón; o yo, a alguno de vosotros. Lo siento.
Pero eso me ha convertido en una fortaleza.

A dos grandes especialistas: mi terapeuta y mi ginecóloga.
Por cuidarme las partes por donde más sufro y gozo.

A mi familia. A todos y cada uno de ellos. Por mirarme con esa sorpresa cada vez
que me veis llegar. Deseando que os abrace de energía.

Y en especial a mis padres porque todo lo que soy se lo debo a ellos.
Mi forma de vida es gratuita. Gracias por empaparme de emociones
desde que nací. Por ser tan estrictos como liberales. Y por enseñarme
a mirar hacia arriba...y sentir desde abajo. Os amo incondicionalmente.
Vuestra lucha es mi legado.

P.D.: Gracias, padre, por retratarme con tanto esfuerzo, luchando con tus propios
miedos para agradarme. No ha sido fácil, pero el proceso ha hecho que tengamos no sólo
una portada, sino una historia. Y gracias por adelantarte en el tiempo y preparar mi
libro en el año 1974, pintando estos desgarradores dibujos que han encajado con cada
reflexión como un milagro.

La vida es mágica. Este hijo es vuestro. GRACIAS.

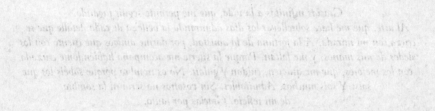